肿瘤那些事儿
专家为你解惑

主　编　沈　琳

副主编　高　静　齐长松　张丽燕

编　者　（按姓氏拼音排序）

陈　杨　陈祖华　种晓艺　冯艾薇　葛　赛　龚继芳　国仁秀
黄文雯　李　健　李　洁　李　爽　李艳艳　李　燕　李一林
刘宝将　刘　畅　刘　丹　鲁智豪　陆　明　彭　智　宋马小薇
王静远　王晰程　文裕慧　徐盈盈　袁家佳　张小田　张音洁
查云萍　周　军　朱　旭

绘　图　**熊猫医学科普工作室**

（按姓氏拼音排序）

邓　军　杜昱瑶　胡　源　王旭阳　王莹莹　杨天宇

人民卫生出版社

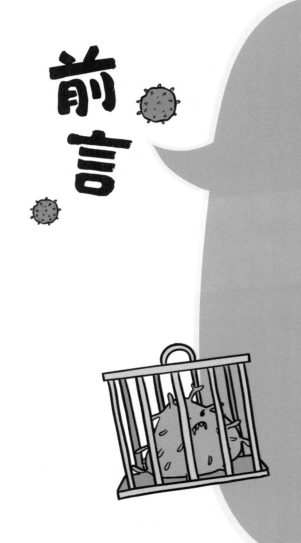

前言

肿瘤科医生每天都会接收到非常多的咨询问题，如"我在体检时检出肿瘤标志物升高，是得肿瘤了吗？""我也想查查基因有没有突变，需要吗？""肿瘤不是已经切除了吗，为什么还要做化疗呀？""今天出院了，我的肠造口怎么办？""我妈妈是肿瘤患者，我会遗传吗？""我家人诊断是肿瘤，怎么去医院就诊呀，找哪个医院的医生好呀？""我爸得了肿瘤，又焦虑又抑郁，怎么办呀？""我家人正在化疗中，我们何时来复诊呀？都需要检查什么项目呀？饮食上面注意什么呀？""别人都用靶向药物，为什么不给我用啊？""我刚开始用免疫制剂，需要注意什么呀？"……忙碌中的医生很难一一详细回答这些来自患方的切身问题，咨询者得不到想要的解答，心中忐忑不安，难免有病乱投医，给行骗者钻了空子。从医多年，我们深感医生除了要为患者治病，还应为患者和家属乃至社会大众做更多科普宣传。本书就是基于这样一个朴素的想法编写而成，我们征求了一些患者和家属以及关注健康的大众关心的问题，结合多位肿瘤专科医生临床经验，用尽可能通俗易懂的描述与形象有趣的漫画，给大家一个清晰简明的解答。

期望该书的出版，能让大众了解一些肿瘤知识，客观对待体检结果，不再"谈癌色变"，还可以帮助肿瘤患者及家属积极应战肿瘤、了解治疗过程、熟悉治疗过程中需要注意的事项，甚至了解一些目前最新的肿瘤治疗方法。紧张、焦虑源自不了解，多了解一些肿瘤的知识就有助于患者坦然面对并战胜肿瘤。希望这本书能成为您健康的小助手、温馨生活的小帮手。

沈琳

2019.3.31

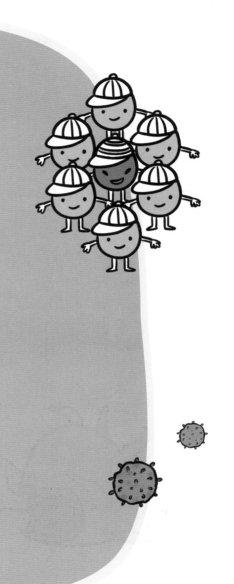

目录

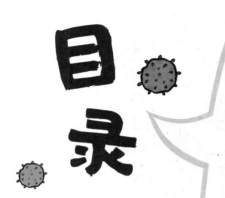

一

轻松应对肿瘤检查

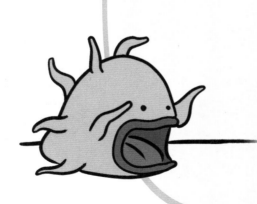

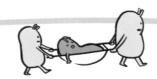

了解肿瘤的治疗

生活指导

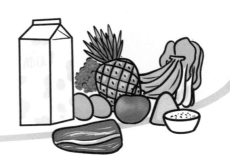

目录

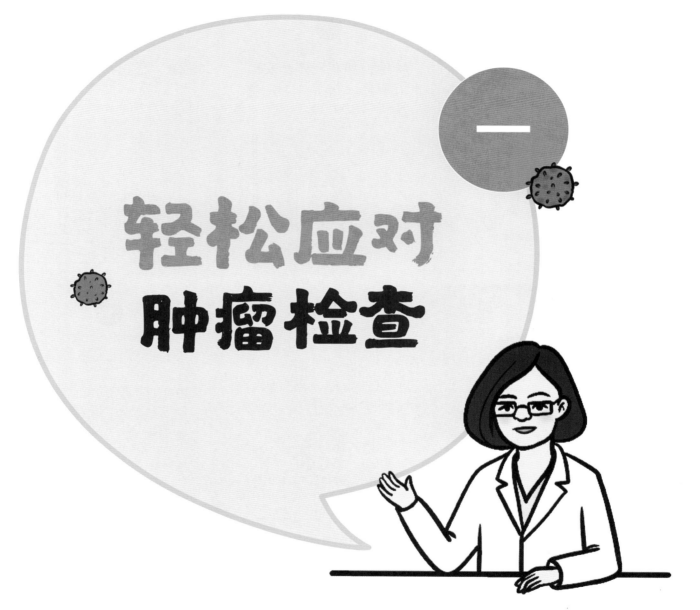

合理看待血肿瘤标志物升高

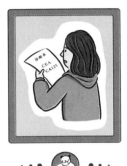

1

医生，您看我体检发现肿瘤标志物升高了，是不是得癌了？

2

别急，我先看下，癌胚抗原（CEA）、糖类抗原125（CA125）都略有升高……

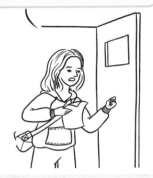

3

完了，我肯定得癌了，看来我得准备后事了……

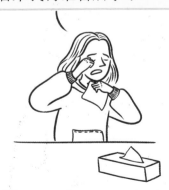

4

我话还没说完，您这些指标，只是轻度升高。肿瘤标志物这些指标，只有成倍增长，才有临床意义。

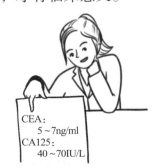

CEA：
　5～7ng/ml
CA125：
　40～70IU/L

5

可是肿瘤标志物升高也应该有原因啊，我听说PET-CT很厉害，啥肿瘤都能查出来，我是不是需要查一下？

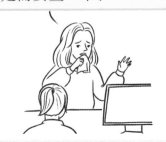

肿瘤那些事儿 专家为你解惑

6

肿瘤标志物数值受到饮食、炎症、生理期、不同的医院检查及检查误差等多种因素影响，单纯的肿瘤标志物升高是不能说明任何问题的。

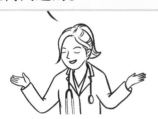

7

想做肿瘤相关的筛查，腹部、乳腺、妇科的超声以及普通的 X 线检查等已经完全够用了。目前不需要做 PET-CT 检查。

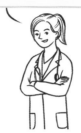

8

您不如先回家好好休息，然后隔段时间复查一次，别想太多。

行，您这么说我就放心了，谢谢您！

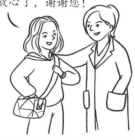

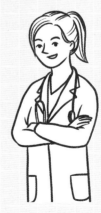

一

轻松应对肿瘤检查

常规体检慎选 PET-CT 检查

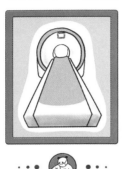

1

哎呀，最近听说医院有一项新的检查项目，PET-CT，可先进了，据说一次检查可以获得全身信息，肿瘤检测灵敏度高，准确率高达百分之九十以上！

2

作为一名新时代的女性，有这么新颖神奇的检查，不去医院检查一下，发个朋友圈，都显得自己 OUT 了！

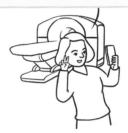

3

不是我说您，新型仪器不一定适合所有人，医生要根据病情给您开适合的检查。

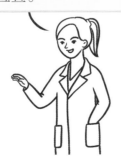

4

我这么赶潮流，难道不应该尝试下新潮的 PET-CT 么？

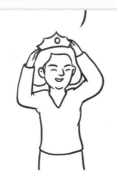

5

那您知道 PET-CT 的工作原理么？

肿瘤 那些事儿

专家为你解惑

6 不需要知道啊，只要有档次，配得上我的范儿就行了。

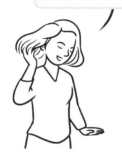

7 我跟您说，PET-CT 是有放射的，放射的是 18-氟原子，氟原子只要见到葡萄糖，就会往上凑，葡萄糖越多，凑上去的氟原子就越多。

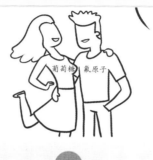

8 而肿瘤细胞天生会吃掉大量的葡萄糖，所以就会有大量的 18-氟原子聚集过去，然后就会在影像上有所显现了。

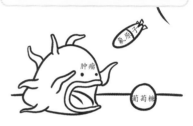

9 换句话说，当您体内有肿瘤，这时候 PET-CT 可以给你精准定位。

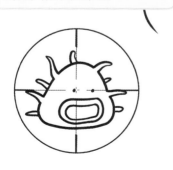

10 那么问题来了，您体内真的有肿瘤么？

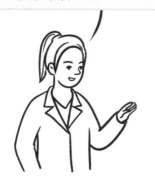

11 哦，应该没有吧。不过，这不就是担心万一有呢，想做个 PET-CT 体检一下嘛。

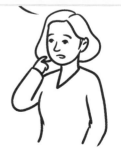

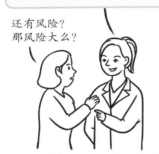

12 是啊，我看您气色不错，身体也挺强，干嘛做这个检查？而且，这检查还有风险呢！

还有风险？
那风险大么？

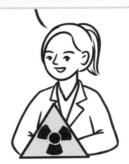

13 风险就是辐射。
你说辐射可怕不？

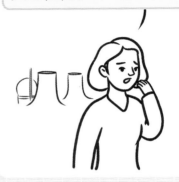

14 太可怕了，当时听说日本核电站泄漏，搞得大家都人心惶惶！

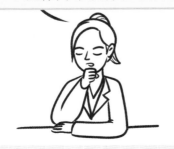

15 这么说吧，PET-CT 很好，但是被作为常规体检项目就不合适了。要知道正常人群通过 PET-CT 体检查出癌症的比例很低，它有一定的辐射，不应作为常规体检项目。

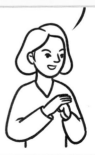

16 真是对不起，没想到您是在保护我！好，我在体检的时候，就不用做这项检查了！谢谢医生！

熊猫医学科普

带你走出 CT 检查辐射大的误区

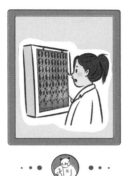

1

老王，您怎么最近咳嗽这么厉害，得赶紧去医院看看啊，会不会有什么问题？

2

嗯，我这犹豫了好久要不要去医院检查，现在咳得越来越厉害，有时还带点血丝，看样子不去不行了。

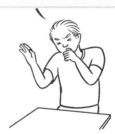

3

哎呀，你还犹豫啥啊，身体第一，赶紧去吧。

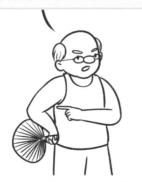

4

我这不是害怕去了医院，医生让我做 X 线或 CT 检查，我刚听亲戚说这些检查辐射很大，有些担心就拖着没做，哎！

别道听途说了，生病了就要找医生，听医生的建议……

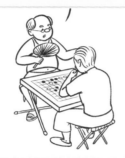

5

医生，我最近咳嗽厉害，还偶尔带血丝，您快帮我看看吧，咳得我六神无主了。

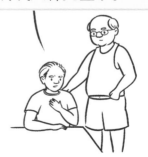

一

轻松应对**肿瘤检查**

根据您的描述，需要排除肺部病变，您尽快去预约安排检查，咱们根据检查结果再定方案。

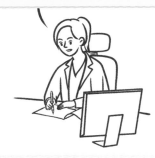

果然要做 CT 检查！医生，这一定要做 CT 么？我听说 CT 检查辐射大，对身体不好，有人告诉我可以做什么磁共振检查，没有辐射，您帮我换个检查吧，贵点也不怕，一步到位。

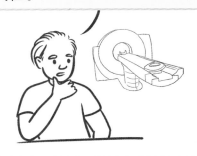

可不是这样呢，每种检查各有优缺点，医生会根据需要帮您选择合适的方法，这与价格高低没有关系。

肿瘤那些事儿 专家为你解惑

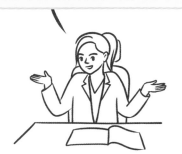

磁共振检查没有辐射，但不是检查任何部位都合适的，它主要用来检查脑、软组织等病变，肺部的病变看不太清楚。

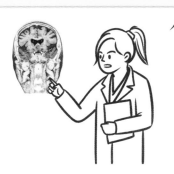

10

而且磁共振检查时间比较长，病人需要保持至少十几分钟不能动，有的检查还需要配合憋气，否则都会影响检查效果。

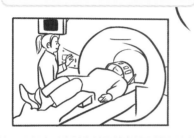

11

CT 就不一样啦，虽然 CT 有一定辐射，但它对肺、骨骼等病变显示得非常清楚，而且 CT 扫描时间短，几分钟就做完了，病人也比较容易配合。

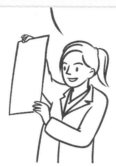

12

现在有些体检中心还采用了低剂量肺部 CT，不但降低了 CT 扫描的辐射剂量，而且比传统的胸片体检更容易发现早期肺癌，您就做个低剂量肺 CT 检查就好。

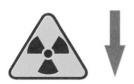

13

哦，原来我这情况不适合做磁共振检查啊。但是听说辐射有可能致癌，我去做 CT 的话，会不会因此得上癌症呢？

您多虑了，只要是合理应用 CT 检查，大可不必顾虑这一点。

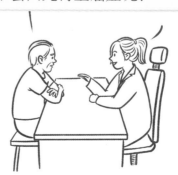

14

您看，辐射在我们的日常生活中无处不在，我们生活在地球上，每年都要接受来自宇宙射线等外部环境的辐射，大约相当于拍了15张胸片。

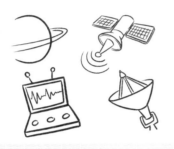

15

做CT检查所受到的辐射和扫描范围、扫描条件有关，平均一下，一个胸部CT检查大约相当于坐飞机从北京飞到东京受到的辐射；一个腹部增强CT检查大约相当于坐飞机从广州飞到墨尔本的辐射。

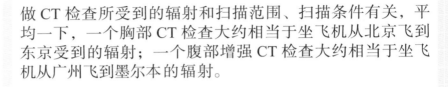

16

您想想，全国那么多人常年乘坐飞机飞来飞去，空乘人员更是常年飞，受到的辐射不比CT检查多得多嘛，不也照样没事？

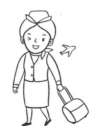

17

还有，您看您抽烟，每天抽一包烟，一年下来所受的辐射都赶上拍好几张胸片了，听完您还害怕CT检查的辐射么？

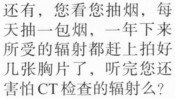

18

彻底放心了，谢谢您的详细讲解，我这就去预约肺CT检查，看病还是得听医生的啊！回家我得赶紧戒烟啦！

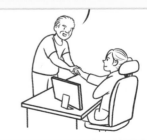

肿瘤那些事儿　专家为你解惑

熊猫医学科普

胃镜检查
对确诊胃癌的必要性

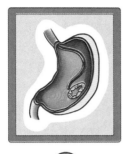

我就不明白了，我在老家做了一些检查，都确诊了胃癌肝转移，为啥还要给我做胃镜呢？

哦，我看过了您的检查结果，您之前做的是腹部CT，还没有做胃镜。

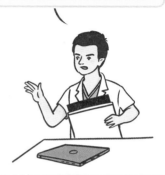

CT检查都能确诊了，怎么还要做胃镜检查？我看您们，就是想过度医疗！

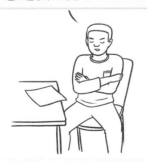

您误会了！CT和胃镜，两个检查的用途不一样，相辅相成，才能更全面明确您的病情。

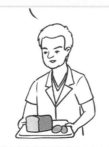

CT，相当于借助X线看内脏的影像，了解是否有病变，而胃镜呢，则是进到胃里，仔细打量。您说，您到了一家博物馆，是看影像好呢，还是进去看个清楚好呢？

有啥不一样呢？

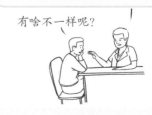

6

那必须进去看啊，都到了门口了，肯定要进去细细参观，才能真正了解里面的各种宝物啊。

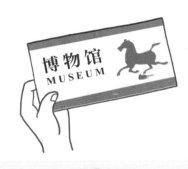

7

这就对了，我们需要做胃镜检查，明确病理诊断。

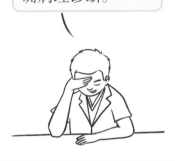

8

医生通过胃镜可以观察到病灶的情况，还可以取病灶组织做成切片，在显微镜下看组织和细胞是否有异常改变，这叫病理检查。

病理诊断，啥意思啊？

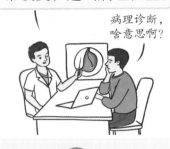

9

病理检查是诊断癌症的金标准。

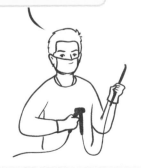

10

医生把您病灶样本取出来，经过病理科医生的读片，就能确定是什么类型的癌症，然后根据您癌症的种类再制定治疗方案，这就叫……

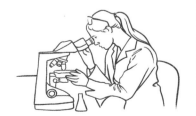

11

就叫有的放矢！

对，就是这意思！

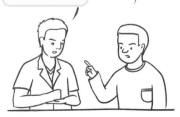

/2

可是我听人说，做胃镜特别难受，您看我都转移了，还遭这罪干啥啊？

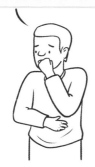

/3

胃镜检查引起的不适因人而异，但局麻下多数人都能忍受。如果您不希望出现任何难受，也可以做全麻胃镜，躺在那里，没啥感觉就做完了。而且，胃镜结果一星期左右就出来了，不会耽误您的后续治疗。

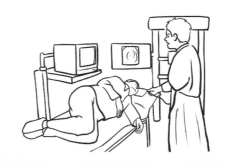

/4

好吧，我就听您的，做个胃镜，明确一下癌症类型，有的放矢！

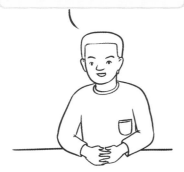

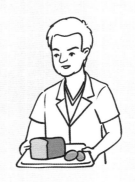

如此准备轻松应对
肠镜检查

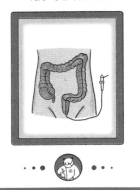

1

大夫，您给我开了肠镜检查，那检查前我需要做什么准备啊？

2

您在检查前的 1 ~ 2 天，应当吃清淡的、少渣的流食，比如说大米粥，尽量不要吃富含纤维的蔬菜、豆类、水果。

3

尤其是不要吃那种带籽儿的水果，如西瓜、猕猴桃、火龙果等。

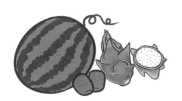

4

如果您是上午检查，那前一晚和当天早晨，都不能吃饭；如果下午检查，那检查当天早晨、中午都要空腹。

前天晚餐	早餐	上午	午餐	下午	晚餐
不吃	不吃	肠镜	√		√
√	不吃		不吃	肠镜	√

肿瘤那些事儿 专家为你解惑

5

我听我同事小丽说，做肠镜前，都需要吃清肠药，老遭罪了！

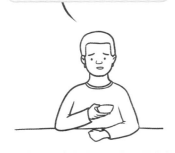

6

其实也还好，就是拉一拉！您啊，在肠镜检查前 4～6 小时开始服药，一般喝 2～3 升水。

4~6h 前

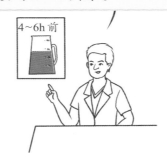

7

喝水要咚咚咚喝完，而且水里不能添加任何调料，牛奶、果汁、糖等都不行！

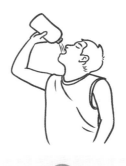

8

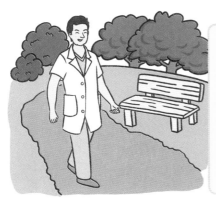

喝完了药，请您多走动，以促进肠蠕动。正所谓扭一扭，晃一晃，摇一摇。必须要等大便排出，呈清水样，才能接受检查；如果便中仍有粪渣，则需联系大夫，增加清肠药。

9

那如果我便秘呢？

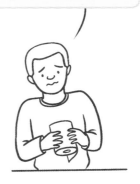

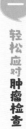

10

如果您便秘，就得分次服用通便药，达到缓泻的目的。还有，清肠药的水一定要用适温的水，别用热水冲，否则会影响效果。

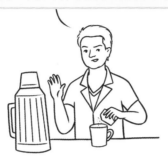

11

可是我有高血压，做肠镜之前还能吃药么？

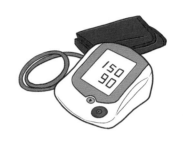

12

必须得吃！高血压患者做肠镜，必须吃降压药！但阿司匹林、华法林等抗凝药，您一定要提前告诉医生，让他们根据您的病情，选择停药时间。

可我听人说，肠镜很痛苦，是这样吗？

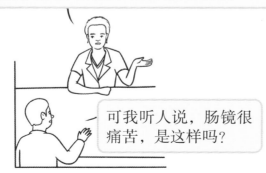

13

做肠镜的时候，您会感觉到一定程度的腹胀、腹痛等；不同人感觉不一样，如果您实在怕痛，可以选择全麻肠镜，不知不觉之间就做完了。

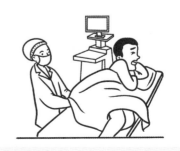

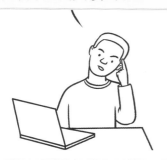

14

还有我是从事精密工作的，且管理好几百人呢，需要有一个清醒的大脑，麻药会让我变傻吗？

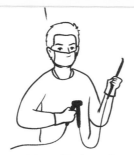

15

这不至于。肠镜麻醉剂都是短效麻醉剂，代谢很快的，不会对大脑有影响！更不会做一次肠镜傻三年！

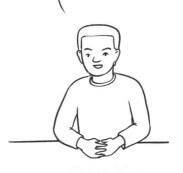

16

明白了，谢谢您！

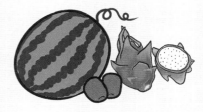

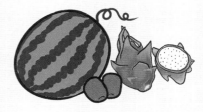

轻松应对肿瘤检查

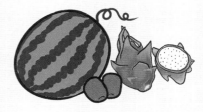

熊 猫 医 学 科 普

无痛胃肠镜
不会让人变傻

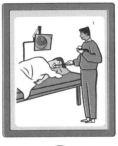

1

根据您刚刚描述的情况，我建议您接下来做个胃镜和肠镜检查。

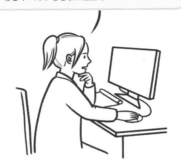

2

胃肠镜？听说做胃镜、肠镜很痛苦，两个一起做，会更痛苦吧，我可接受不了……

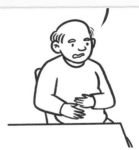

3

没关系，如果普通胃肠镜耐受不了，您可以选择做无痛胃肠镜检查。

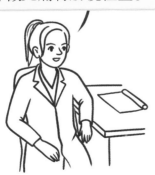

4

无痛胃肠镜，听起来不错，是怎么个无痛法？

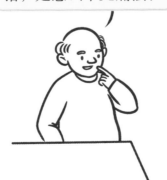

5

也就是全麻情况下做胃肠镜。我们使用一种安全的麻醉药催眠，使患者在 5～10 秒钟内进入睡眠状态，再进行胃肠镜检查。

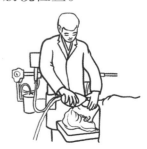

6

您几乎感觉不到任何不适就可以完成检查，检查结束后可以很快清醒，休息一段时间后即可离院回家了，整个过程需要大约20分钟。

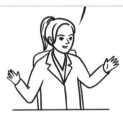

7

啥？还得全麻？！那可不行，听说麻醉会让人变傻。我是不是做完会变傻啊，医生？！

有很多人像您一样，对麻醉误解很大。现在麻醉很安全，全麻使用了包括让患者镇静、睡眠、肌肉放松并抑制疼痛感觉等方面的药物。

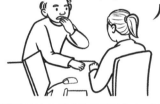

8

这些药物不会影响智力发育，麻醉过程就是诱导人进入深度睡眠状态，您感觉不到任何痛苦，脑子里也不会留下任何记忆，同时，大脑也不会遭到任何的损害。

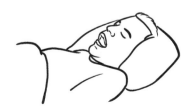

9

其实，您就是睡了一觉。当麻醉药从体内排出或在体内降解后，您就会逐渐恢复清醒，不留任何后遗症。所以麻醉会使人变傻是不科学的哦！

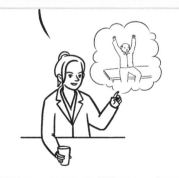

是药三分毒啊，我有个朋友总觉得自己做完全麻手术后老爱忘事，您说我本来记性就不好，要是做完全麻胃肠镜记性更差了也太不值了！

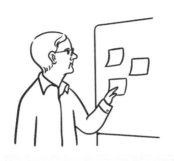

当前的国内外研究都没有任何证据说明全麻会损伤大脑，所谓的记性变差了更可能是患者自己的错觉。

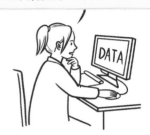

像您说的这么好，难道全麻没有一点坏处吗？

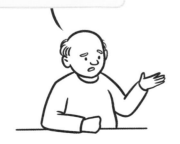

麻醉必然会有一些风险，比如呼吸抑制、反流与误吸、血压下降、心律失常等，但这些风险的发生率很低。

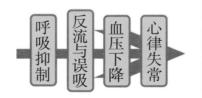

呼吸抑制　反流与误吸　血压下降　心律失常

检查前我们的麻醉科医生都会进行麻醉评估，并且在做全麻胃肠镜过程中，也会有麻醉师全程密切观测患者的生命体征及神志状态，会安全地掌控麻醉过程。

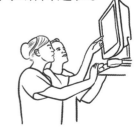

肿瘤那些事儿 专家为你解惑

15

原来如此，既然无痛胃肠镜这么方便，那我今天就做吧。

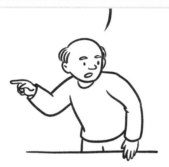

16

您别急，无痛胃肠镜前您还需要做一部分检查以评估麻醉风险，毕竟不是所有人都适合做无痛胃肠镜的，患有严重呼吸系统疾病、心血管疾病、肝功能衰竭、胃潴留以及一般情况太差的患者不宜作此项检查。

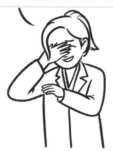

17

明白了，看来恐惧往往来源于误解，现在我可以轻装上阵了，非常感谢您的耐心解释！

不客气！还有一点需要提醒您，如果您同意了全身麻醉，检查时务必有家属陪同，而且当天不能自己开车哟。

18

没问题，咱有专职陪同和司机。

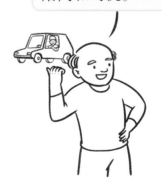

熊 猫 医 学 科 普

全胃切除后
仍需要做胃镜

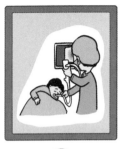

1

医生，我是胃癌，胃都全切除了，为什么还让我做胃镜？

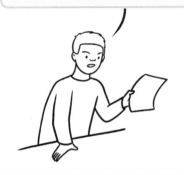

2

您误会了，虽然叫胃镜，但并不是只探查胃的。

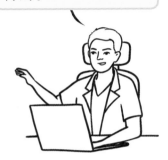

肿瘤 那些事儿 —— 专家为你解惑

3

胃镜不探查胃，难道还探查肠子不成？

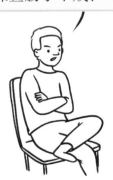

4

呵呵，您有所不知，胃虽然全切除了，但是呢，术后吻合口复发风险很高，所以得定期做胃镜复查。

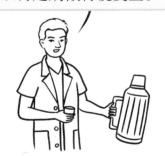

5

而且，全胃的切除手术后，由于消化道结构改变，食管反流的情况很多见，也需要观察食管病变的情况，看看是否需要药物治疗。

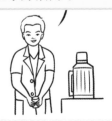

6

还有，通过胃镜可以依次观察口咽、食管、吻合口、十二指肠等多个部位。

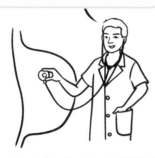

7

由于您有胃癌病史，发生消化道第二肿瘤的风险也高于健康人群，而借助胃镜检查，也可以更早地发现新发肿瘤。

可胃镜太难受了，能不能有啥别的招数，跟胃镜一样探查肚子里的东西？

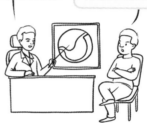

8

胃镜是最直观的观察方式，就算别的检查方法怀疑上消化道有肿瘤，也还是需要胃镜检查来确诊。

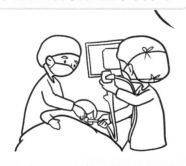

9

完了，这意思就是不管咋地都得做胃镜了！好吧，这检查一年需要做几次啊？太遭罪了！

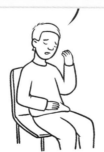

10

您放心，不会太频繁的，手术后要没啥特殊问题，一年一次就行了！

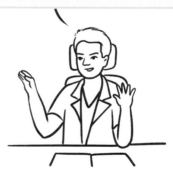

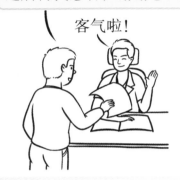

行吧，那我还能接受！我按您的要求复查，等检查之后再找您看，谢谢您！

客气啦！

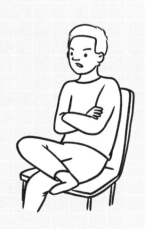

熊猫医学科普

穿刺活检行病理诊断的必要性

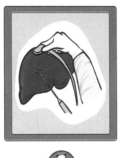

1

大夫，我老伴最近去体检，B 超报告胰腺和肝脏都有结节，马上做了增强 CT，医生说是胰腺癌肝转移。

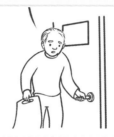

2

我们家天都要塌了，赶紧来您们医院，请您尽快安排我们住院治疗吧。

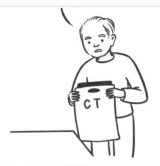

3

很遗憾，从 CT 片子和化验结果看确实胰腺癌肝转移的可能性很大，但还需要行肝穿刺进行病理确诊后才能开始治疗。

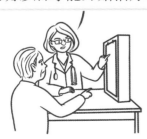

4

这 CT 不都已经确诊了吗？怎么还要病理确诊？我们是不是又要等好长时间才能开始治疗？

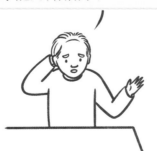

5

B 超、CT、磁共振等都是影像学检查，只是初步的诊断，只有病理诊断才是金标准。

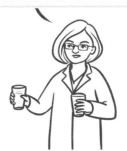

6

并且胰腺癌的病理分型很多，有腺癌、鳞癌、未分化癌、神经内分泌癌等，医生要根据不同的病理诊断及分型才能对症下药。

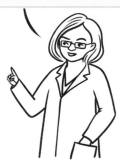

7

哦，明白了，必须亲眼见到癌细胞才可下定论。但肝穿刺会不会很痛苦？

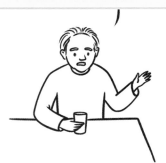

8

您的顾虑我能理解，穿刺不会很痛苦，操作前医生会进行局部麻醉，在体表通过 B 超引导找到合适安全的部位对肿瘤进行穿刺。整个过程半小时左右，取得的穿刺组织会送到病理科进行判断，1 周左右就可以拿到病理诊断报告了。

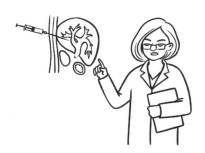

9

那这个穿刺安全吗？在哪里操作？会不会引起肿瘤扩散呀？

大部分患者都可以耐受，除非患者特别虚弱。操作在门诊进行，穿刺完成后门诊观察 1 小时左右，没问题就可以离开了。

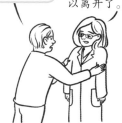

肿瘤那些事儿 专家为你解惑

10 穿刺过程中出现麻醉意外或者出血、穿孔等紧急情况都是小概率事件，即使发生，大夫也能立刻发现并及时治疗处理的。

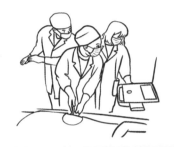

11 至于穿刺能否引起肿瘤扩散，目前并无数据支持。

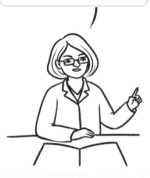

12 明白了。我老伴不在北京，可不可以就在我们当地医院行穿刺呢？

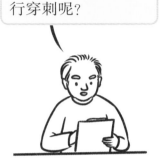

13 可以的，那就携带当地的病理标本切片到我们医院行病理会诊即可。对癌症的诊断必须小心谨慎，最好有专科医院严格把关，以免误诊而造成不必要的伤害。

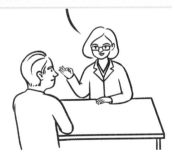

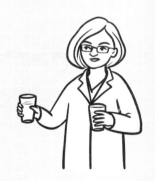

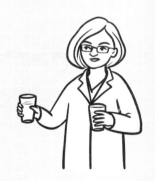轻松应对**肿瘤检查**

熊猫医学科普

一管血帮助跟踪肿瘤是否转移

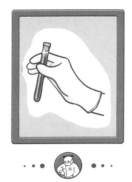

 你说这肿瘤，真是个让人绝望的疾病！手术也做了，放化疗也做完了，突然报告告诉你，肿瘤复发转移了！

2 您别灰心，我们还可监测肿瘤细胞的转移，及早杀灭！

沈教授，我也算"久病成医"了，您可别宽慰我！难不成您在我体内安个显微镜，天天看着肿瘤细胞啥时候转移？

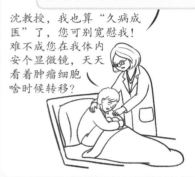

3 哪用这么麻烦！我们的血液是不停地流动的，同样，也会流到肿瘤部位，因为肿瘤细胞也需要血液供氧。

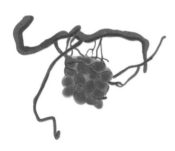

4 因此肿瘤细胞脱落，也会脱落到血液里，就相当于坐了顺风车，最终散布到人体的各处。

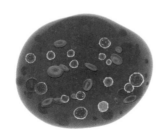

5 这些散布到人体各处的肿瘤细胞，就相当于春天里的蒲公英种子，飞到一个地方，就会生根发芽，最终形成新的肿瘤病灶。

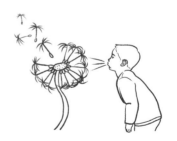

肿瘤那些事儿

专家为你解惑

6

如果咱们能找到进入血里的肿瘤细胞，再把它们彻底消灭，肿瘤就不转移了吧？

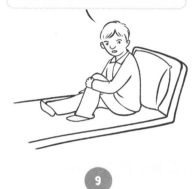

7

就是这样！这个检查，就叫"循环肿瘤细胞检查"，只需要抽取 6 毫升血液就可以查清楚了。

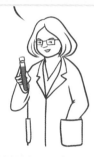

8

沈教授，那这个检查，什么时候都能做么？

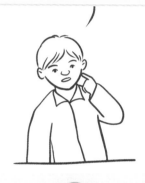

9

有道是用药如用兵，检查如侦查。侦查也需要分时机，比如在肿瘤治疗过程中或肿瘤治疗刚刚结束的时候，是不能检查的。

啊？这是为什么呢？

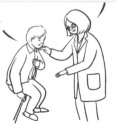

10

因为这个时候大量死的"肿瘤细胞"也会进入血中，"鱼目混珠"，让检验结果不准。

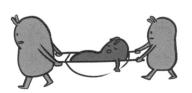

11

所以说，循环肿瘤细胞检查应该在每周期治疗开始之前做，好比在战争之前先收集敌方信息一样。

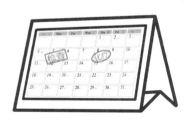

那这个"循环肿瘤细胞检查",只需要做一次就够了?

当然不够。血液里的循环肿瘤细胞,要时时抓、刻刻抓,绝不能放松警惕。只有实时监测血液中循环肿瘤细胞的变化,才能帮助医生整体跟踪肿瘤患者的状态。

可如果这个细胞在血液里很多,是不是表明情况恶化很严重,然后就没治了呢?

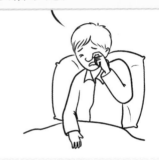

不会。这好比我们做事情,有一个环节出了问题反而会督促我们调查原因,最终解决问题。现在治疗肿瘤的手段很多,兵来将挡、水来土掩,不必要过于紧张。

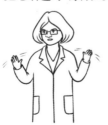

可如果"循环肿瘤细胞"的数量在正常范围以内,是不是就代表治得很好,就不用进行别的检查了?

当然不是。肿瘤是个复杂的疾病,我们要集合多种武器,才能置它于死地,绝不能以一个指标判断病情进退。知己知彼,才能百战不殆。

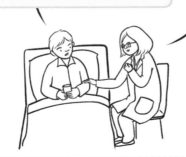

肿瘤 那些事儿 专家为你解惑

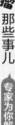

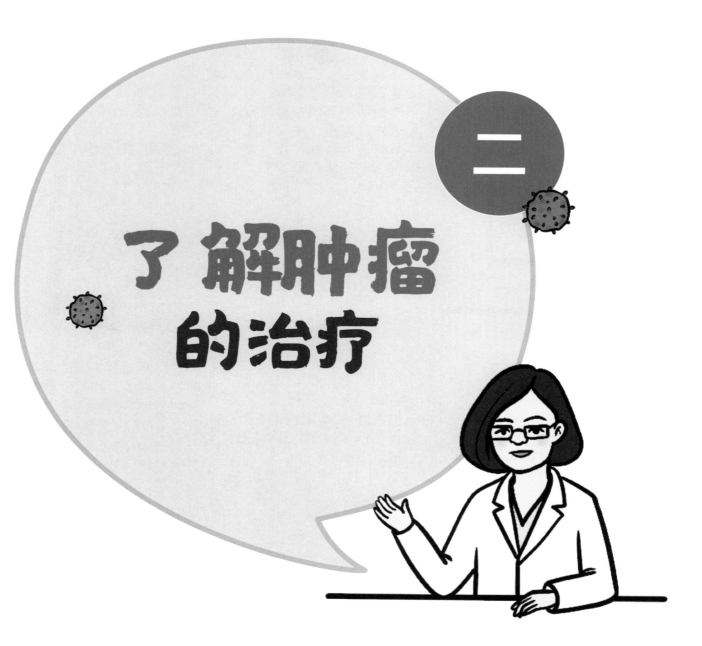

了解肿瘤的治疗

告知癌症患者病情的意义与技巧

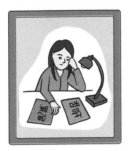

1

沈教授，有件事情，不知当问不当问？您说我老妈这胃癌，我到底应不应该告诉她？我就怕告诉了，她承受不了。

2

您的困惑很多人都会有。我能理解您的心情，从长远角度讲，患者知道自己的病情，利大于弊。

啊！为什么呢？

3

患者其实是想知道自己病情的。以前进行过一项调查，约有90%的癌症患者想知道尽可能多的关于病症的信息，98%的患者想知道他们是否患了癌症。

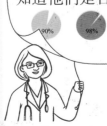

4

可我听说，好多癌症患者都是被"吓死的"，也就是说，当他们知道自己得了癌症之后，直接就崩溃了！

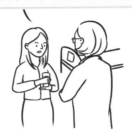

5

哪里！要知道，人的求生欲望是无穷的，而且，在我接触的绝大多数患者中，他们其实早就从家属的反常表现、过度关心或者表面上过度轻松，知道了自己所患的疾病。可见，隐瞒都是徒劳的。

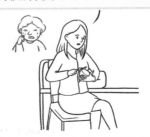

肿瘤那些事儿

专家为你解惑

6

这真是纸包不住火，没有不透风的墙。

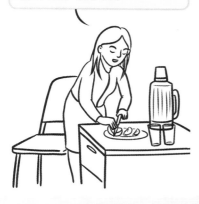

7

至于告诉患者病情会让患者感到无助，这也是暂时的。其实只要正确面对，知情的患者远远比不知情的患者更积极地配合手术和化疗；而且，这还有利于患者对自己以后的人生做好计划。

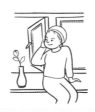

8

从长期来看，隐瞒病情，并不会帮助患者保持生活质量，反而有可能加重患者心理负担。

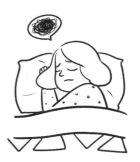

9

而且，隐瞒病情可能会引起他们的猜疑、焦虑和抑郁等不良情绪，进而影响患者的生活质量和精神状态。

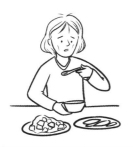

10

这个主要看患者的心理承受能力。如果患者心理承受能力强，就应尽早告知病情，让他/她积极配合治疗，安排好生活。

可是，我应该咋告诉老妈她的病情呢？

11

如果患者心理承受能力弱，就轻描淡写地告知，难得糊涂也不失为一种办法，但要提醒她定期复查和做正规治疗。

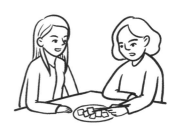

二 了解肿瘤的治疗

12

您先回家好好休息，然后隔段时间复查一次，别想太多。

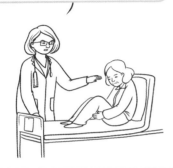

13

如果在癌症早期，更应该积极告知患者，以帮助患者树立信心，鼓舞斗志。

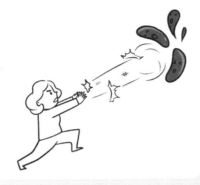

14

如果晚期，也应该让她知道，治疗可以减轻痛苦，可帮助她克服疼痛、死亡带来的恐惧。

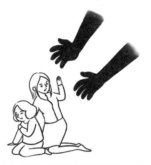

15

而且，在告诉患者病情的同时，还应该让她多接受一些科普，患者懂了这些科学知识，更会增加信心。

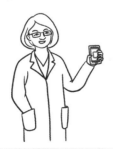

16

看来告知个病情，还有这么多学问！沈教授，我是越来越佩服您了！

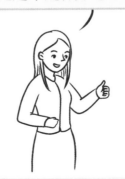

17

这也是医生跟癌症战斗了一辈子才总结出的经验。有道是，"胜人者力，自胜者强"。患者只有发挥了自己的主观能动性，才能达到最好的疗效。

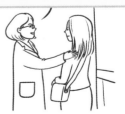

肿瘤那些事儿 专家为你解惑

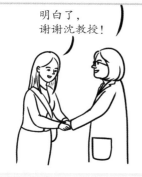

所以，让患者知道病情很重要，告知病情的技巧，更重要！

明白了，谢谢沈教授！

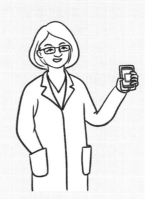

二 了解肿瘤的治疗

肿瘤患者的
"就诊宝典"

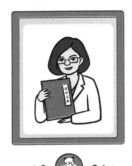

1

医生，谢谢您的讲解，我们为治病跑了不少地方，看病真是不容易啊！

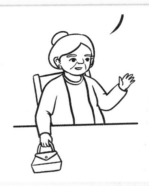

2

您客气了，其实啊，很多时候是因为患者或家属一听得了癌症就六神无主，再加上不熟悉就医流程，所以容易走弯路。只要掌握"就诊宝典"就能做聪明的患者。

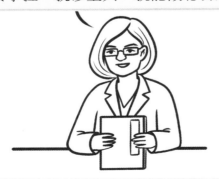

3

哇，竟然还有"就诊宝典"，快请您与我传授一番。

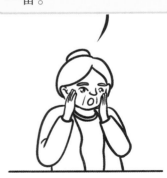

肿瘤那些事儿 专家为你解惑

④

先问您第一个问题，您觉得得了肿瘤该上哪看病？

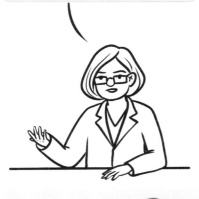

⑤

我们家从没有人得过癌症，所以刚得知老伴得了这病真是六神无主，后来几经周折才来了这里。

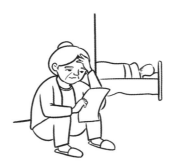

⑥

这就是我需要传授的秘笈一：

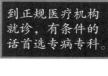
到正规医疗机构就诊，有条件的话首选专病专科。

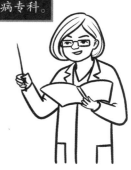

⑦

患者疑诊或确诊为肿瘤后应选择正规医疗机构进行诊治，有条件的患者尽量选择规范的肿瘤医院或综合医院肿瘤科进行诊治。

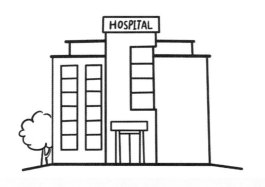

⑧

实际中我们经常见到，部分家属为了向患者隐瞒病情，托熟人朋友，选择不规范的机构，病人未得到规范治疗，最后到医生这里，医生只能叹气，爱莫能助。

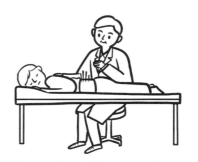

9

哎，我们确实也是听了一圈不同的意见，拿不定主意，最后还是找到您这来了。

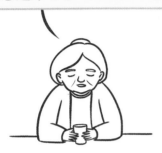

10

那您是怎么知道来看我们这个科的呢?

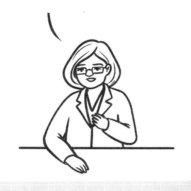

11

我确实不懂……问了一个认识的医生亲戚，告诉我们胃癌应该看消化肿瘤内科的。

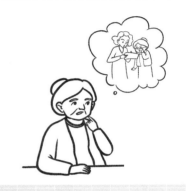

12

好，接下来的秘笈二就是:

正确选择
就诊科室

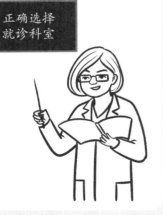

13

肿瘤专科医院的专业划分很细，患者可首先根据原发肿瘤部位选择相对应的专业医生看病，门诊医生会根据肿瘤类型、分期及患者一般情况，转入到相应科室如内科、外科、放疗科等治疗。

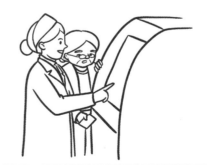

14

综合医院的肿瘤科医生也有自己的专业倾向，患者可通过医院的咨询台进行初步了解。

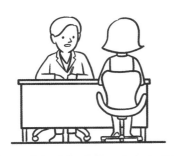

15

有一点常见误区需要提醒：对于发生远处转移的晚期肿瘤患者，应根据原发部位而不是转移部位来选择相应科室。

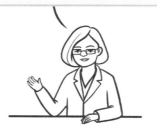

16

如肺癌肝转移的患者应看肺癌，而不是消化肿瘤；乳腺癌骨转移的患者应看乳腺癌而不是骨肿瘤。

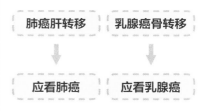

肺癌肝转移	乳腺癌骨转移
↓	↓
应看肺癌	应看乳腺癌

17

像您老伴的病情比较复杂，就需要用到秘笈三啦，那就是：

强强联合
多学科综合治疗

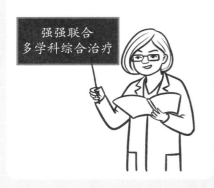

18

多学科综合治疗，英文简称为 MDT，就是多个学科的医生共同探讨，针对患者制定出最优化的治疗方案！

MDT

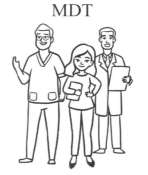

二
了解肿瘤的治疗

19

呀！那敢情好，我老伴可有救了。哎……不过一想到得了这病，以后无休止地跑医院，儿女又不在身边，我这老胳膊老腿可要受罪喽！

先别悲观，我还有门诊看病宝典，做聪明的家属，"学会看病"就能少走很多弯路。

20

门诊看病宝典之四：

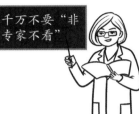

千万不要"非专家不看"

我今天算是来对了，我一定吃透您这宝典，我要竖着耳朵好好听。

21

很多患者从一开始看病就坚持非权威专家不看，几经周折看了专家门诊，专家几分钟内只开了各种检查而未给予任何治疗建议。

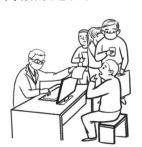

22

这是典型的"非专家不看"。肿瘤的分期检查是成熟的诊断技术，流程基本是固定的，完全可在普通门诊完成基本检查，明确大体病情。

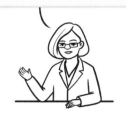

23

嗯，这听起来很有道理，会省不少时间和精力呢。

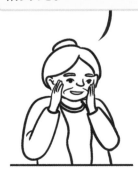

24

门诊看病宝典之五：

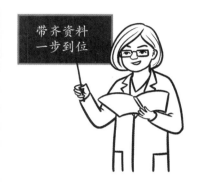

带齐资料
一步到位

25

每一次就诊都妥善保留好就诊资料（检查的影像片子和结果、住院病历等），下一次就诊时所有资料都带上，宁愿带多也不要少带，并且最好把所有资料按照时间顺序排好，便于医生了解病情。

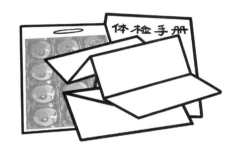

体检手册

26

这没问题，只要与患者有关的所有资料，我们都放一起，一个不少。

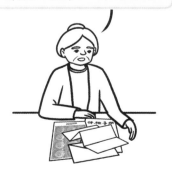

27

门诊看病宝典之六：

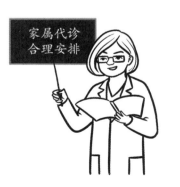

家属代诊
合理安排

28

患者看病，医生亲自查看患者十分重要，对于极为特殊情况，患者本人无法就诊时，家属可以录制小段视频或携带近期照片就诊。

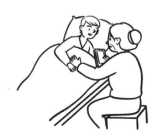

29

但需提醒您的是，不看患者本人，医生有权不制定具体治疗方案，或者仅提供大体治疗原则，家属可以携带会诊意见，与亲自接诊患者的当地医生协商，最终决定治疗方案。

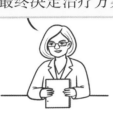

30

看来我们还是要带患者亲自看病，这样心里才踏实。

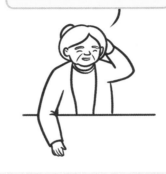

31

门诊看病宝典之七：

重点叙述 耐心倾听

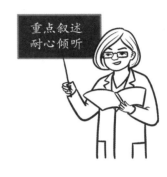

32

一定向医生诉说对自己影响最大的问题，按照时间顺序重点叙述。医生看病历影像资料时请安静等待，不要急于诉说，会打断医生思路。

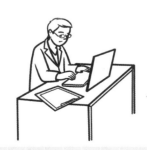

33

等医生提问时，就重点回答问题，此时的问题往往都是疾病诊治的关键点。良好的沟通交流对医患双方都是需要的，会产生好的效果。

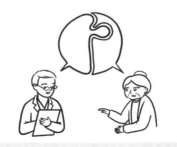

34

门诊看病宝典之八：

第二意见 合理运用

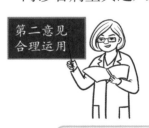

明白，医生要看那么多患者，为了提高效率，就应该这样。

肿瘤那些事儿
专家为你解惑

许多患者往往咨询了很多医生，得到很多不同的意见。究竟怎样是合适的？正确的做法是，问清楚，跟一个。

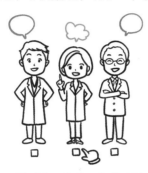

肿瘤属于复杂的慢性病，治疗和随访都是长期行为，打一枪换一地，最后只能"谁都管不了也不想管"。可能不同医生给出的建议不太一样，患者可以咨询经验丰富治疗规范的医院和医生，合理听取第二意见。

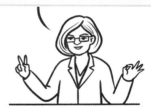

最终听取谁的意见，患者有决定权，建议您综合各种意见后做出决定，选择一名您信任的医生，尽量"从一而终"，也利于医生更好地掌握患者病情及治疗过程。

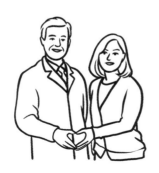

这个好说，我们不管别人怎么选择了，今天来这里，我们就认定您了。

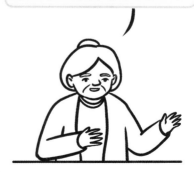

二 了解肿瘤的治疗

39

门诊看病宝典之九：

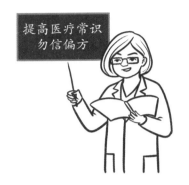

提高医疗常识
勿信偏方

40

千万别被一些花哨的治疗手段欺骗，延误治疗时机。除手术、化疗、放疗这三大治疗手段外，其他治疗都有严格的适应证，要咨询专业医生，不要盲目跟从。

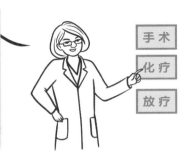

手术

化疗

放疗

41

俺家有几千年的实践经验

还有很多患者会问到的中医治疗，要知道中药并非无毒无害，应在有资质的正规中医院和中医科接受治疗，不能相信小广告和偏方，不恰当的中医和西医疗法均可能造成严重危害。

42

听君一言，受益良多啊！今天赚大了，我一定吃透您这宝典秘笈，也为需要的人提供建议。

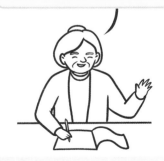

肿瘤那些事儿

专家为你解惑

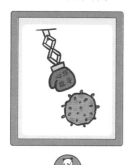

熊猫医学科普

心理疏导帮助患者迎战肿瘤

1

医生，我想一定是哪里搞错了，我很注意身体健康的，我不可能得肿瘤，如果是，我还不如直接跳楼去死，我肯定不治疗，太痛苦。

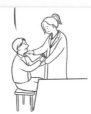

2

医生，您帮我劝劝老伴吧，他自从知道得了肿瘤，都崩溃了，不吃不喝，也不出门，天天就等死了。

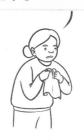

3

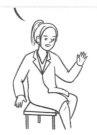

老丁，没那么夸张哒，也不需要这么悲观，大多数人甚至包括医生自己，得了肿瘤刚开始都很难接受这个事实，就如同天灾人祸，谁都难过，但我们还是需要积极面对，想办法渡过难关的。

4

自己不要把压力憋在心里，更不要孤立自己，也不要拒绝治疗，兵来将挡水来土掩，好的心态也是一种灵丹妙药呢。

二

了解肿瘤的治疗

5

我听说得了肿瘤就等于判了死刑，我何必拖累大家呢？

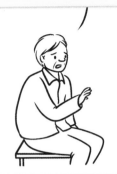

6

那您可错了，很多肿瘤患者经过治疗后完全可以像正常人一样生活工作。您看，家属们不离不弃、苦口婆心地开导，他们都做好了准备陪您迎战肿瘤，难道您想辜负他们的一片好心？

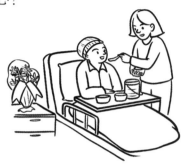

7

是啊，我们全家都这样劝他了，而且我们也有信心迎接后续的挑战，他就是顾虑这顾虑那的，不听劝，今天好不容易答应我们来看医生了。

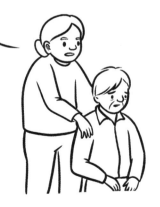

8

我听说很多肿瘤患者最后都是人财两空，我就是担心我也是这个状况，怎么办呢？

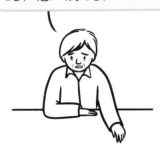

9

非常理解您的担心，的确有些肿瘤患者最后人财两空。在人生的道路上，或许会碰到各种各样人财两空的事情，但他们带给后人的正能量和不遗憾，却是多少金钱都买不来的。

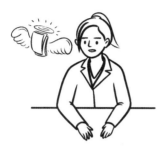

10

再说，现在有很多医疗手段我们可以选择，不尝试怎么知道不行呢？很有可能经过治疗，肿瘤即便不消失，也像高血压、糖尿病一样，控制得很好。

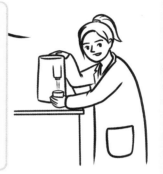

11

还能这样？我明白了，不治疗的确不知道情况怎么样，可我也发现，很多人接受治疗后很痛苦，甚至有人还带着一些管子，这样更不敢出门了，真怕受别人排斥。

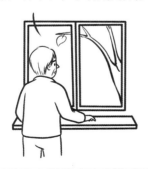

12

您听我说哈，您说的情况的确会存在，咱既然做好了迎战肿瘤的准备，就要想到后续可能不是一帆风顺的，如同战场打仗一样，历经各种坎坷方可取得胜利。

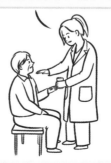

13

至于您说的出门会受到异样眼光，我想都是短时间的事情，是因为这些人跟您一样不了解肿瘤导致的，您自己有积极乐观的心态才是制胜法宝。

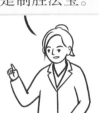

14

医生说的太对了，老丁以前还是当兵的呢，这点困难算什么，再说，别在乎别人怎么想怎么看，咱自己心情舒畅才最重要。

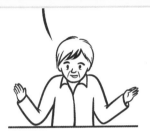

15

老丁，您偷着乐吧，您的家属这么支持您，咱没有任何理由有消极态度，有很多患者的家属做不到这么支持呢。

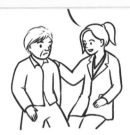

16

在迎战肿瘤的道路中，不管是患者还是家属，都会遇到各种困难和不顺心，不要轻易半途而废，贵在坚持，一定记得要跟家人、跟医生、跟病友等多沟通，互相鼓励，众志成城，攻克难关。

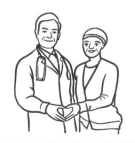

17

这些困难我都不怕，可能我就是一下子懵了，只想到各种困难重重，而忽视了前方的光明，我不应该还没开始打仗就被对方吓倒了。好，我愿意配合医生做各种治疗。

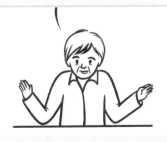

18

太好了，还是医生有办法啊，笼罩我们家的乌云终于拨开了，我们全家一定积极配合医生，真是太感谢您了！

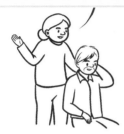

19

客气了，咱们医患携手，一起面对！

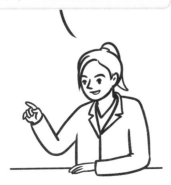

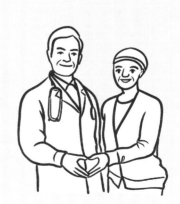

并非所有肿瘤都首选切除

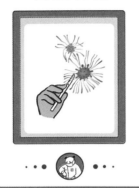

1

医生，您赶紧帮我看看，当地医生说我的肿瘤不适合手术切除了，这不切掉怎么行呢？切了才让人放心呢，我们大老远过来，就想听听您们最专业人士的意见。

嗯，您稍等，我先好好看看您的所有检查资料再决定。

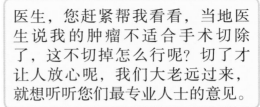

2

根据您目前的资料，当地医生的判断没错，肿瘤已经发生远处转移，算晚期肿瘤，根据您的整体情况，目前不适合手术切除，先选择其他的治疗。

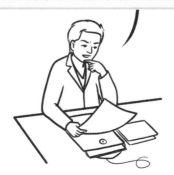

3

怎么就不能切了呢？我不明白，哪里有肿瘤就切开哪里，把肿瘤切掉不就可以了。不切掉肿瘤，天天身体里埋个定时炸弹，还怎么生活呢？

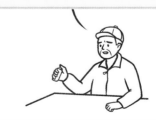

肿瘤那些事儿

专家为你解惑

4

我理解您的焦虑心情，也有很多患者跟您一样，总觉得得了肿瘤就要切除，不切除感觉就像判了死刑，其实不是这样的。

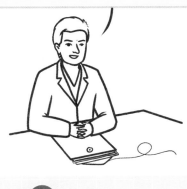

5

一般来讲，只要肿瘤还有切除的机会，我们都会建议患者积极切除的，但如果肿瘤不适合切除了，甚至切除了反而加重病情，我们肯定不建议切除。

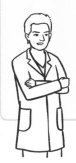

6

对于早期肿瘤，手术切除的确是首选，大部分晚期患者都已经失去手术机会，但不能手术绝对不等于就判了死刑，很多患者通过其他治疗如化疗、介入、放疗、靶向与免疫治疗等也可获得很好的效果。

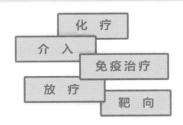

7

一小部分患者肿瘤可以完全消失；一部分患者即便肿瘤没有消失，但也缩小了，甚至重新获得了手术切除机会；一部分患者肿瘤没缩小也没增大，和身体和平共处了；当然还有一部分患者肿瘤持续增大，结果很不好。

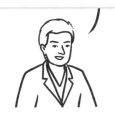

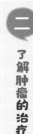

二

了解肿瘤的治疗

8

我明白，就是有点靠运气了。但我还是不明白，为什么手术切除还能加重病情呢？瘤子拿掉了，怎么也应该是缓解病情啊。

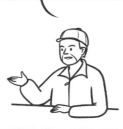

9

这比较复杂，跟您大致讲一种情况，肿瘤通过血管、淋巴管等转移到别的地方，到处留下了踪迹，即便您把身体能看到的肿瘤都切除，能忍受身体千疮百孔，但您看不见的肿瘤细胞是很狡猾的，很快又会长出肿瘤。

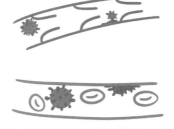

10

您说这样划算么？并且手术本身也是一种刺激，有些时候不刺激还好，一刺激肿瘤会长得更快，再加上手术对你身体造成的打击，您可能会更加一蹶不振。

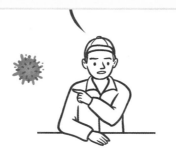

11

这个说法还是第一次听到，人体还能跟一个人人讨厌的肿瘤和平共处，不可思议。

12

也没有什么不可思议的，对于不能手术切除的患者，如果我们能让患者都跟肿瘤和平共处，也是我们的理想。

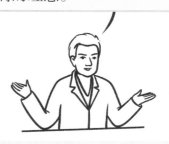

肿瘤那些事儿 专家为你解惑

13

从目前情况看，让每个患者肿瘤都消失很不现实，所以我们目标是将肿瘤变成一个慢性病，就像高血压、糖尿病一样，带瘤生存，虽然我们不愿跟肿瘤成为好朋友，起码我们不再是敌人。

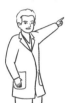

14

听您一说，有些释然了，既来之则安之，不切除还有别的治疗方法就好，我就试试，我这个臭脾气能不能跟肿瘤君和平共处。

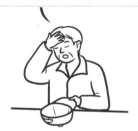

15

没错，说不定等您获得手术切除机会时，您还不愿意切了呢。不同患者的肿瘤要不同对待，不能千篇一律地切、切、切。

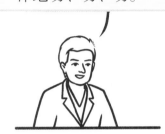

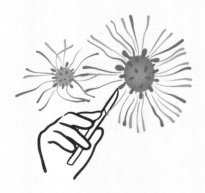

正确认识肿瘤切除前的化疗

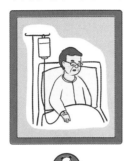

1

沈教授，我长了瘤子，外科大夫一刀切掉不就行了，为什么还要让我先做化疗？

2

老张啊！有道是"英雄所见略同"，今儿您是第三个问我这个问题的患者！

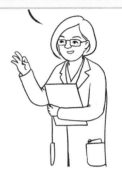

3

得了瘤子，咔嚓一刀，很多人对这一刀印象很深。但这一刀也不是随便咔嚓的，而是需要做许多准备工作，化疗就是其中一种。

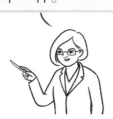

4

那都需要做哪些准备工作？这您得给我们好好讲讲。

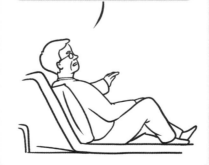

5

举个例子，虽然您体内肿瘤有手术可能，但我们通过检查，发现您体内肿瘤比较大，立刻手术有点困难，就得先通过化疗，让肿瘤变小点。

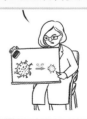

肿瘤那些事儿 专家为你解惑

6

还有，如果您体内有一些肉眼看不着、手术刀也切不到的微小病灶，也得需要通过化疗来消除。

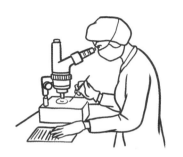

7

这我就明白了，这叫"尺有所短，寸有所长"。手术虽然能切，但总有切不到的，切不了的。只是，我还有个问题，万一化疗把我身体打坏了，以后做不了手术了，可怎么办呢？

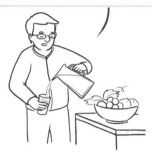

8

我们也知道化疗是双刃剑，所以在化疗前，我们都会对您身体的详细情况进行评估，在确保您能耐受化疗之后，才进行下一步的治疗！

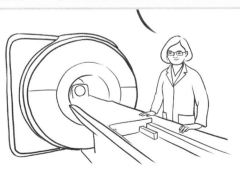

9

手术治疗很重要，但咱们不能迷信手术，有很多人以为肿瘤切了就万事大吉。

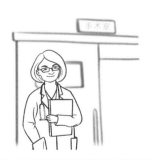

二 了解肿瘤的治疗

所以常有不适合做手术的患者，盲目做了手术；或者本不急着手术，应首先术前治疗，若因着急手术而没有进行术前治疗这都是应该避免的。治疗方案不能一概而论，应具体情况具体分析。

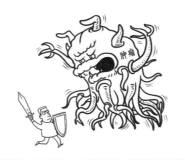

明白了，听从您的建议，我就静下心来，好好地做术前治疗！

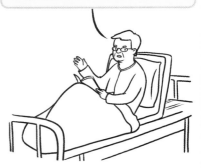

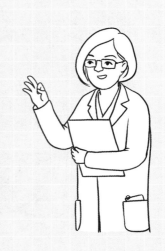

肿瘤那些事儿
专家为你解惑

肿瘤切除后化疗的重要性

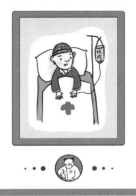

1

医生，我有个疑问，您说我肿瘤切完了，为啥还要做化疗呢？难不成没切干净？

老张您误会了，
且听我细说端详。

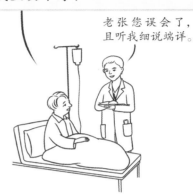

2

手术后的化疗，我们叫它"辅助化疗"。的确，有不少肿瘤病人会错误地认为自己通过手术已经"治好"了肿瘤，无须再做化疗。但是，手术治疗只能治愈一部分病人，而多数情况下肿瘤已经发生了我们肉眼看不见的微小转移，这就埋下了今后复发或转移的祸根。

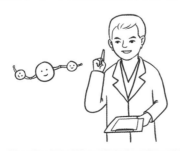

3

正是如此，这时就要用化疗消除微小转移灶，有助于减少术后病人的复发。

所以说，要"斩草除根"？

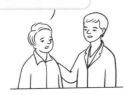

二 了解肿瘤的治疗

4

因此，手术后或放疗后的病人绝不能高枕无忧，而应一鼓作气，继续化疗，乘胜追击，尽可能消灭所有癌细胞！

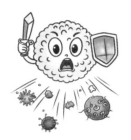

5

那就是说，所有恶性肿瘤切除以后都要做化疗了？

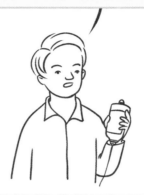

6

当然不是，具体情况得具体分析。我们会根据肿瘤的大小、恶性程度、侵袭程度等这些情况对肿瘤进行分期。

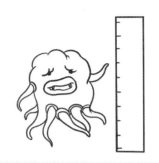

7

临床上常常把肿瘤分为四个期，数字越大表明肿瘤越严重，复发和转移的机会也就越大。

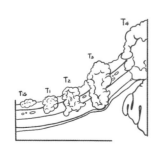

8

一般 I 期的肿瘤，也就是我们说的早期肿瘤，手术切除以后可以不用做化疗。研究证实，肿瘤分期比较晚的患者手术后接受化疗，有明显受益。

那什么期的肿瘤可以做化疗，什么期的肿瘤可以不做化疗呢？

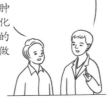

9

那这个化疗一定有效吗？

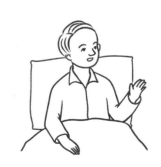

肿瘤那些事儿 专家为你解惑

58

10

没有一定有效的。有些恶性肿瘤天生对化疗不敏感，如果有复发和转移的风险，可以选择其他治疗方法，如放疗、靶向治疗等。

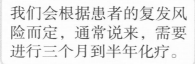

11

我们会根据患者的复发风险而定，通常说来，需要进行三个月到半年化疗。

那这一通化疗需要多长时间啊？

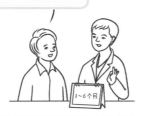

12

那手术后立刻进行化疗比较好，还是手术后等一阵再做比较好？

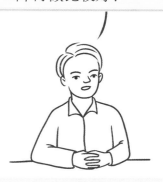

13

不同肿瘤的辅助化疗最佳时机通常有差别，我们一般会综合考虑患者身体状况和疾病状况决定术后化疗时机。如果患者手术以后非常虚弱，营养状态比较差，化疗药物的毒副作用可以直接威胁患者生命，这种情况下不适宜做化疗。但我们建议患者在术后4周尽早开始，最晚不超过8~12周。

14

明白了，谢谢医生！

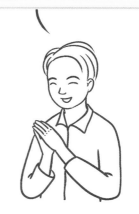

二 了解肿瘤的治疗

晚期肿瘤患者化疗的意义重大

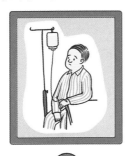

1

我肿瘤都晚期了，肺和肝都转移了，您们还给我化疗？我跟您说，这就是过度医疗！

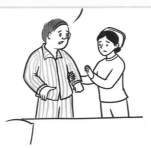

2

还有，我身体已经很不好了，再化疗，岂不是全都垮了？不治了，我要出院！

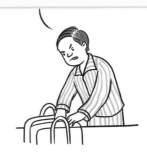

3

等等，您能不能容我说一句话？

您说

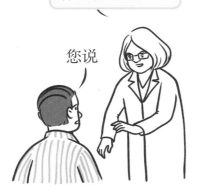

4

您想想，您现在最难受的是什么？

疼啊！

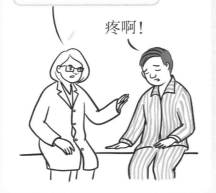

5

为什么疼呢？因为有肿瘤！化疗，就是把肿瘤杀灭一些，您肿瘤小了，疼痛就能减轻了。

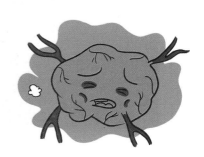

肿瘤那些事儿 专家为你解惑

6

止疼药，也只是让您不疼，但控制不了肿瘤。肿瘤越大，您吃的止疼药就越多啊！

那我疼，我可以吃止疼药啊！

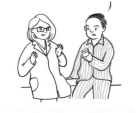

7

我就是不理解，您说我都死定了，治也治不好，还花钱有什么用呢？

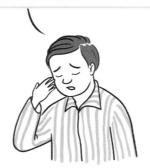

8

您不要悲观，人和疾病，不是你死我活、有你没我的关系。大部分时候，人都是和疾病共存的。

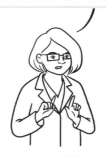

9

举个例子，高血压、糖尿病能百分百治好吗？说实话，大部分患者不能完全治愈，与病共存，这些患者不也一样活着，没有放弃治疗吗？

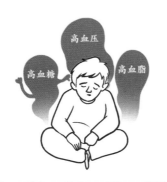

高血压 高血糖 高血脂

10

既然人可以和这些疾病共存，为什么就不能带瘤生存呢？你管它治好治不好，只要肿瘤不再找您麻烦，就很好了。

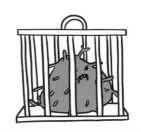

11

而化疗，就是整治肿瘤一下，让它不再去找您麻烦。

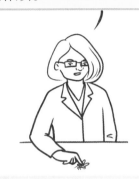

12

您说得对，但是，有一点我不赞同。我知道化疗可是双刃剑，伤敌一千，自损八百，我这身体状况，能受得了吗？

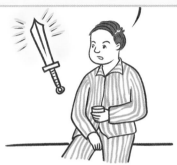

13

我们会进行评估，只有您身体能承受化疗，我们才向您推荐。而且，化疗虽然有副作用，但一般人都能承受。如果您身体不能接受，且化疗副作用很严重，我们会在评估后调整药物剂量甚至中断化疗。

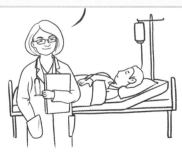

14

还有，对付化疗副作用的办法有很多，您就放心，我们的职责，就是让您尽量减少不舒服。

肿瘤那些事儿

专家为你解惑

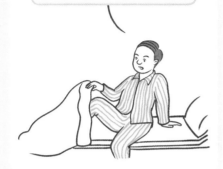

好的，沈教授，我就听您的，做一个疗程化疗，试一试！

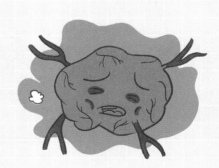

熊猫医学科普

介入治疗撑起肝癌患者半边天

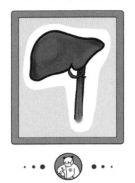

1 后面的患者您先等一会儿，我先看完这个患者，再看您的。

2 沈教授，我体检发现肝上有一个小肿瘤，大家都劝我去切掉它，可是我对手术很恐惧啊，我做过一次阑尾炎手术都吓得半死，是不是没别的办法了？

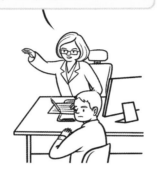

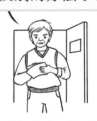

3 您先别着急，我先看看您的检查结果。根据您的检查结果和病理来看，诊断原发性肝癌是很明确的，您不想手术，而且您的肿瘤直径不到 3cm，我们还可以用另一种治疗手段。

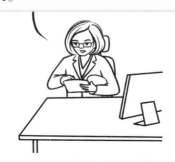

4 太好了，我这正发愁手术呢，只要有办法就好，什么办法呢？

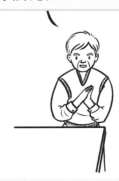

5

消融治疗，也就是一种介入治疗手段，消融治疗有多种，非医学专业人士可能听不太懂，包括热消融治疗（微波消融和射频消融）和冷消融治疗（如氩氦刀、康博刀等）。

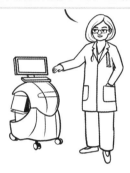

6

消融是一种微创治疗方式，比手术创伤小，就像您前几天做的穿刺活检一样，一根细细的针就可以杀灭肿瘤。

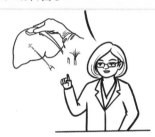

7

这很神奇，如果一根针就能杀灭肿瘤，那谁还做手术呢。不过，一根针怎么能杀死肿瘤呢？

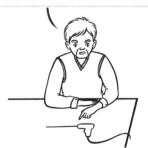

8

我大致形容给您听，有点类似煮鸡蛋原理，鸡蛋在高温下就凝固了吧，同样，消融针在外部设备帮助下，其尖端聚集了很高的能量，温度达 60～120℃，肿瘤在高温下就发生凝固性坏死。

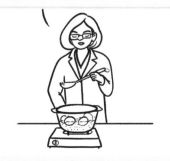

9

听着像这么回事，不过温度这么高的针会不会把身体烫坏了呀？

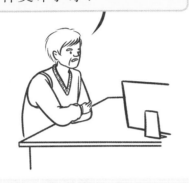

10

别担心，虽然温度很高，但它波及的范围有限，仅限于肿瘤组织及其周围 0.5～1cm 的肝组织，这样既可以消灭肿瘤组织，也不会影响周围的正常组织器官。我先给您开住院条，等通知住院吧。好了，下一个患者！

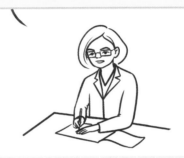

11

沈教授，您快帮我看看我这怎么办？我希望手术切除，但我们当地医生告诉我肝上病灶已经没有手术机会了，我是否也可以做刚才您说的那个什么消融，要不然我就等死了吗？

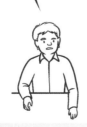

12

先别急，把您所有资料都给我，我看看情况再说。您这个情况，的确不适合手术了，不过，也没到等死的地步啊，消融不适合您了，您可以尝试TACE 联合灌注治疗，也就是另一种介入治疗手段。

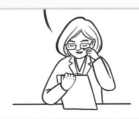

13

TACE 是经肝动脉化疗栓塞，不少患者接受治疗后，效果挺明显呢，您愿意尝试吗？

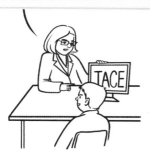

14

只要还有治疗方法我都愿意尝试，总比等死好，对了沈教授，这个治疗也算是手术治疗吗？

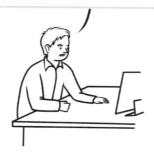

15

与传统手术不一样，这是一种微创治疗手段，需要在您大腿根部切开一个不到 1cm 的小口子，从股动脉中插入一根较长的导管直达肝脏的肝动脉，通过这个管子，就可以把药物直接送到肝脏的肿瘤部位。

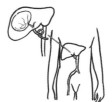

16

这样不仅能提高肿瘤部位的药物浓度，还减少了对其他脏器的损伤，一举两得！并且给药前通过导管进行造影，根据造影指示栓塞血管，肿瘤的血供少了，自然就不长了或长得慢了。

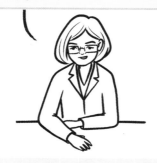

17

哦哦，您这么说我明白了一点！但是这个管子这么长，放在我身体中，不会有什么问题吗？

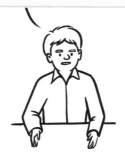

二

了解肿瘤的治疗

18

在输液治疗期间您好好保护这根导管，防止它脱出或者局部感染就好，等一个周期治疗结束后，我们就把它拔出来。

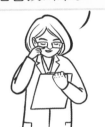

19

因为导管是在压力很高的动脉中，稍有不慎就容易诱发出血。而且留在体内的时间久了，还增加导管相关感染的风险。

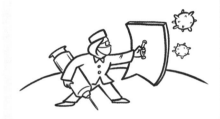

20

好的，那是不是如果后续需要继续治疗，还需要重新插入新管子呢？

21

没错，不同患者接受治疗的次数可能不同，这会根据肿瘤消退情况进行判断，跟别的肿瘤不同，肝癌对全身系统化疗不敏感，介入治疗为肝癌患者带来新希望！

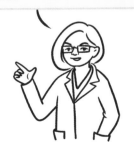

22

谢谢，谢谢沈教授，我总算也抓到了一根救命稻草。

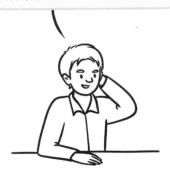

熊猫医学科普

食管癌还可选择光动力治疗

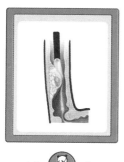

1

大夫，我是之前在您那里住院的三床食管癌患者，最近吃东西的时候感觉下咽越来越困难，您看看我这怎么办呢？

2

根据您之前的住院资料和您最近的检查结果，我建议您尝试一下光动力治疗。

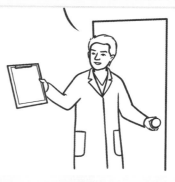

3

嗯？这个疗法我还是第一次听说呢，我只知道有化疗、放疗这些方法，光动力治疗听起来是用光进行治疗吗？

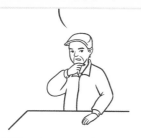

4

可以这么理解，不过可不是用我们平时说的灯光、自然光呢，光动力治疗用的是激光，是一种新型的肿瘤治疗手段。

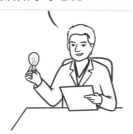

5

激光我知道，我之前用激光祛痣，没有什么感觉就做完了，那是不是就是用激光烧死癌细胞呢？

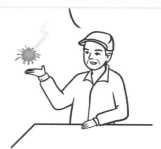

二 了解肿瘤的治疗

6

原理差不多。光动力治疗不像您说的激光祛痣那么简单，还需要一种药物的辅助，这种药物我们称之为光敏剂。

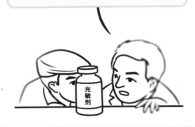

7

我们首先要将光敏剂注射入患者体内，这些光敏剂可以聚集在肿瘤细胞内，然后我们才能用特定波长的激光照射肿瘤，在激光照射下光敏剂会释放大量的对细胞有毒性的物质，杀死肿瘤细胞。

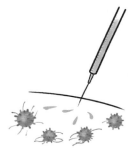

8

听起来很厉害的样子，皮肤上的痣激光可以直接接触，但肿瘤在食管里面，激光难不成会穿透皮肤进去吗？

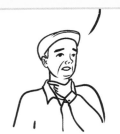

9

那倒不是，咱们有内镜，您不是做过内镜检查么，我们是通过内镜放入光导纤维，然后就可以对肿瘤组织照射激光了。

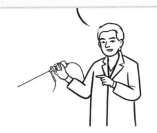

10

目前光动力治疗技术很成熟，已被批准用于晚期梗阻性食管癌的姑息治疗以及早期食管癌前病变的治疗。

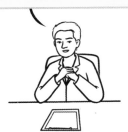

11 目前，早期食管癌的手术治疗对机体打击较大，晚期食管癌的姑息放疗或化疗也经常使患者的生活质量降低。

感觉很高明的治疗手段，它比传统的治疗手段有哪些过人之处呢？

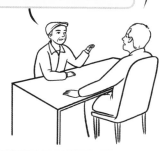

12 光动力治疗由于有光敏剂的标记和激光的直接到达，使其能够精准地杀伤肿瘤细胞，对正常组织的影响较小。具有创伤小、治疗时间短等特点，也易被老年患者和体质较差的患者所接受。

13 有了这么高端的技术，其他治疗手段就可以被淘汰了吧？

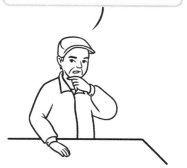

14 那不对，这并不是说其他治疗手段就不重要了，各种治疗手段都有各自的优缺点，光动力治疗也有它的局限性。

局限性

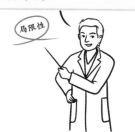

15 比如说，它的光穿透性较差，通常用于治疗食管的癌前病变或者早期肿瘤，对大的肿瘤疗效不佳，但在缓解晚期食管癌患者的梗阻症状方面，光动力疗法会有一定优势。

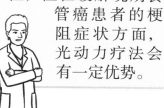

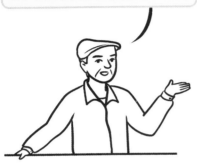

16

原来是这样，真的是各有利弊呢，医生，我什么时候可以做这个治疗？

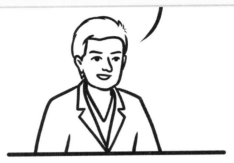

17

我们会根据您的检查情况，尽快安排。不过有个注意事项要先跟您讲清楚，在注射光敏剂 6 周内，应避免强光照射，否则皮肤或眼睛可能会出现光敏反应！

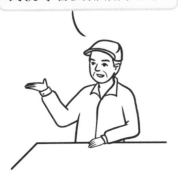

18

好的，明白了，这些我会注意的，谢谢医生，我就等着安排治疗了。

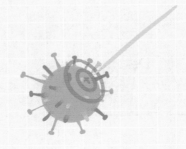

肿瘤那些事儿

专家为你解惑

肿瘤免疫疗法
并非万能神药

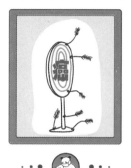

1

药物治病和钥匙开锁基本是一个道理，如果钥匙恰好契合了锁，锁咔嚓一下就开了。

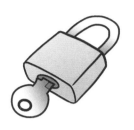

2

否则就算您有八星八钻、价值连城的钥匙，如果没有选对锁，不管您怎么钻、怎么拧，急得满头大汗，锁都纹丝不动。

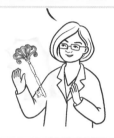

3

最近几年新兴的免疫药物治疗也是如此。现在免疫治疗药物很多，包括 PD-1 抗体、PD-L1 抗体、CTLA4 抗体等。

PD-1 抗体

PD-L1 抗体

CTLA4 抗体

4

但这些药物并不是适合所有肿瘤，它们对淋巴瘤、黑色素瘤、肺癌的疗效较好，但对消化道的肿瘤就略差一些。

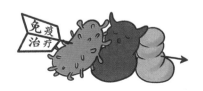

二

了解肿瘤的治疗

5

根据最近临床统计，只有大约 1/5 的患者可以从免疫治疗中获益。所以，免疫治疗不是"灵丹妙药""癌症克星"，不是每个人都会出现明显的疗效。而且，免疫治疗起效也不是很快，一般 1～2 个月才能看到效果。

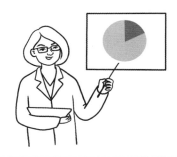

6

甚至极少的一部分人，用了免疫治疗药物，肿瘤反而会快速增大。

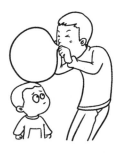

7

还有，免疫治疗药物虽然不像化疗那样容易出现骨髓抑制、恶心呕吐等不良反应，但是它也有自己的不良反应。

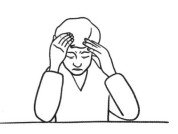

8

比如免疫相关的皮肤损伤、肝损伤、肺损伤、胃肠道损伤等。

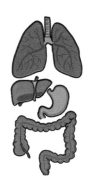

9

而且，如果患者自身有免疫系统疾病的话，使用免疫治疗药物可能会加重原有疾病。

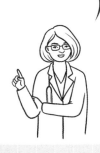

肿瘤那些事儿 专家为你解惑

10

如果患者接受免疫治疗，要定期复查肝肾功能、淀粉酶、电解质、心肌酶谱、心电图、内分泌功能等。

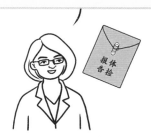

11

如果出现新发的皮疹、腹泻、呼吸困难、心律不齐等症状，要及时向医生反映，努力做到早发现、早干预！

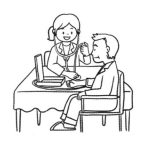

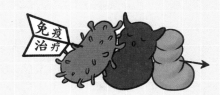

**正确合理认识
肿瘤放疗**

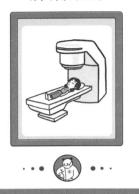

1

医生，我觉得我这次化疗后太痛苦了，掉头发不说，恶心呕吐得什么心情都没有了，我听有的病友说她做放疗，感觉没有什么痛苦，放疗是什么？我能不能也做放疗啊。

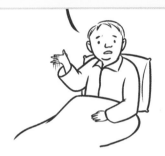

2

我理解您的痛苦，大部分患者都会经历您这个过程，恶心呕吐可以通过药物缓解一下，不过，放疗可不是您想做就适合做的，是有适应证的。

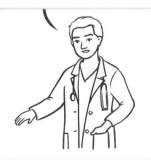

3

放疗是跟化疗、手术并行的肿瘤治疗三大手段，放疗可以理解为一把"隐形的手术刀"。放疗通过一种特殊的设备释放出射线，使射线集中到肿瘤病灶的部位杀伤肿瘤。

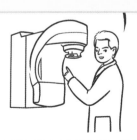

肿瘤那些事儿 专家为你解惑

4

具体来说，射线到达肿瘤病灶，通过作用到单个肿瘤细胞，让肿瘤细胞没办法生长，最终将其消灭。

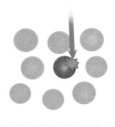

5

这样一听感觉放疗好高级，我更应该做放疗了，省得我做化疗这么难受。

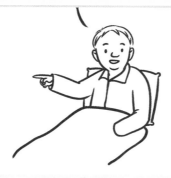

6

虽然肿瘤治疗往往需要多种治疗方法相互配合才能完成，但不是每个患者都适合做放疗，而且也并不是说放疗就没有副作用。

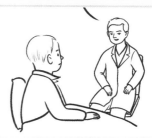

7

对于部分早期肿瘤患者，病灶较小，但患者身体状况又无法耐受麻醉或手术，放疗有可能达到根治目的；有的患者虽然手术切除了肿瘤，但术后肿瘤复发风险较高，往往需要进行术后放疗，降低局部复发的风险，获得更高的治愈机会。

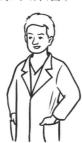

8

还有一些晚期患者，失去手术机会了，则可通过化疗联合放疗，以达到更好的治疗效果；有的患者出现了骨转移或脑转移，引起疼痛，可以通过放疗来减轻患者的不适，进一步提高生活质量。

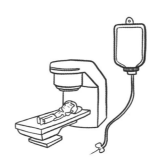

虽然我没有完全听明白，不过我大致理解了，我目前没有放疗的指征，所以适合化疗。医生，放疗这么神奇，是不是没有任何痛苦？

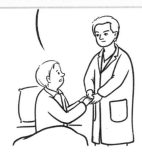

10

那也不是，放疗也是有副作用的，譬如皮肤反应（皮肤脱屑、瘙痒、色素沉着、水泡等）、黏膜反应（口腔、鼻腔、咽喉等水肿、溃疡等）、放射性炎症（肺炎、肠炎、盆腔炎、膀胱炎）等，并且也会像化疗一样引起白细胞降低。

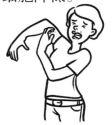

放疗副作用也是因人而异，一般患者均能耐受，并且放疗结束后副作用会逐渐消失。

也是，哪有什么治疗能一点不适感没有的，连抽个血都会疼一下呢。

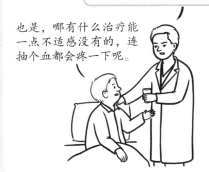

是的，近些年来，放疗已经得到了快速发展。由传统的二维放疗发展成了如今的精准放疗。放疗的射线并不像日光灯那样，一按开关，四面八方都是射线，它更类似于手电筒，可以按照医生规划的方向发出一束射线。

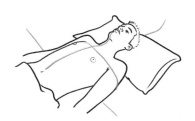

肿瘤那些事儿 专家为你解惑

13

这就是我们说的精确放疗，射线只照射肿瘤部位，而周围正常的器官受照射的剂量很低，这样副作用也就会降低很多。而且随着技术发展，会出现更多更精准的放疗手段。

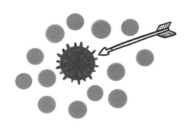

14

突然发现，如果得了仅用放疗就可以根治的肿瘤，也算不幸中的大幸了。那放疗是不是也像大多数手术一样，一次性根治？做完就可以走了？

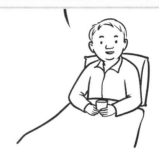

15

可没那么容易，放疗发挥作用需要一段时间，因而需要一个治疗疗程，短则几天，长则一个多月，一般每周放疗 5 天，休息2 天。放疗后治疗效果也往往需要一段时间才可知道，短则一个月，长则需要三个月甚至更长的时间。

16

每次放疗的确可以做完就走，患者只需要躺在治疗床上几分钟，不需要麻醉，像做 CT 检查一样，不会有不适的感觉，做完没有突发紧急情况便可离开。

谢谢您的耐心讲解，感觉得了肿瘤后最大的收获是成半个医生了。

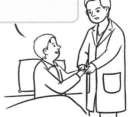

参加新药临床试验不是小白鼠

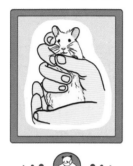

1

您这结果，和上次相比，肿瘤大小有所增加，病情出现进展，这说明您对目前治疗已经耐药了。

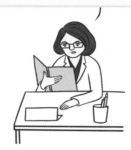

2

那我该怎么办？我觉得我目前恢复得挺好，您可别放弃我啊！

3

根据您的情况，我建议您参加目前正在开展的一项临床试验：索凡替尼治疗晚期胰腺/非胰腺来源神经内分泌瘤Ⅲ期临床试验。

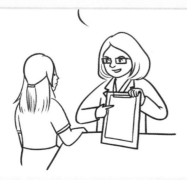

4

您的意思是让我参加新药的试验？这是什么意思，我不太明白。

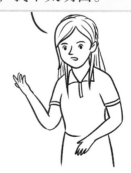

肿瘤那些事儿
专家为你解惑

5

抗癌新药临床试验是在人体中进行的药物研究，主要目的在于确定新药在肿瘤治疗中的疗效和安全性。

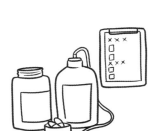

6

那是不是把我当小白鼠了？沈教授，您别介意，我想问下，万一我治疗没效又出现副反应怎么办，本来我得这病就够不幸的了。

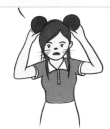

7

您别着急，您的担心我能理解，效果和安全性是多数患者担心的问题，但是，人体试验和动物实验差别很大。

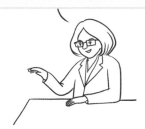

8

临床试验有着非常严格的审查、准入以及权力保障制度，换句话说，就是我们必须严格审查您的病情，确定您符合条件了，才能进入试验；而且，您在用药前至用药结束，您的权利都会受到保障。

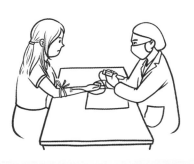

9

另外，开展临床试验的医院或组织，都要有国家认可的资质；临床试验中的治疗方法，也都是由各个层面相关管理部门审核批准的。

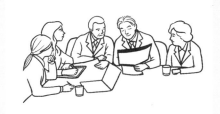

二
了解肿瘤的治疗

10

新药的临床试验，必须经过伦理委员会的审查，总之，我们会尽一切办法，保护您的权益。

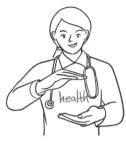

11

这是一个专业术语，简单说来，这Ⅲ期的试验，是为了评价这药到底有没有效果，以及这药到底安不安全。

我有点明白了，但是临床试验是Ⅲ期，是什么意思？是说我们是第三批参与试验的人？

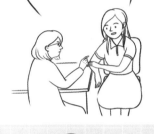

12

哦，那我想问一下，我参与试验能有什么获益呢？

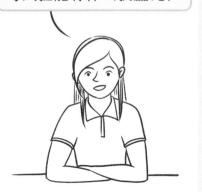

13

凡事都有两面性，参与这些试验，您有可能从新药治疗中获得治愈、延长生存期或减轻痛苦的益处，但同时也有可能不获益。

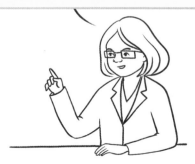

/4

此外，绝大多数临床试验提供的药物都是免费的，而且有一些临床试验会提供患者部分补助，但金额一般不会太高。

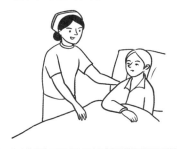

/5

那我在参与试验过程中，可以退出么?

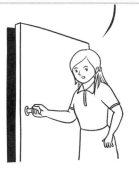

/6

当然可以，只要您不愿意参加了，随时都可以退出，而不会因退出试验，权益受到损害。

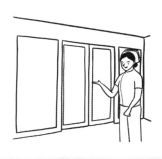

/7

这么一说，我稍微放心了点，那我治疗过程中，如果发生一些毒副反应，怎么办呢?

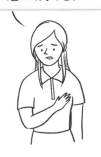

/8

您放心吧！我们在治疗过程中会定期监测您的肝、肾等功能，还会同时监测骨髓、心脏等重要器官的功能。

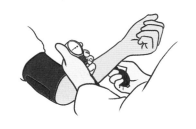

/9

一旦出现任何异常，我们会及时进行记录和评估，判断这些异常是否与治疗药物相关以及不良反应的严重程度，从而采取相应的治疗措施来保障您的安全。

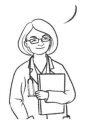

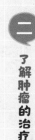

20

新药试验，事实上就是一次额外的博弈机会。既然常规的办法不管用，为啥不多搏一次呢？

那您说，我参加了这个新药试验，但最后还是没治好，那该咋办啊？是不是就真的没治了？

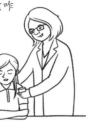

21

新药临床试验对于我们医生来说也是一个漫长的过程，毕竟，癌症这个敌人太强大，我们必须想办法寻找一切能击败它的方法。

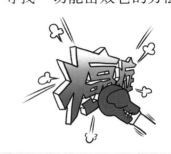

22

明白了，谢谢您的耐心解释！人生能有几回搏，此时不搏，更待何时？沈教授，我啥时候能加入试验，加入组织？

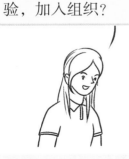

23

您需要先找负责这个临床试验的医生做一个评估，只要符合要求，随时欢迎加入！

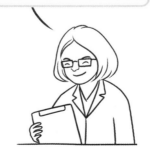

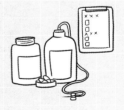

基因检测助力
肿瘤靶向药物选择

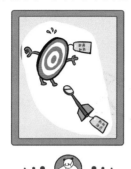

1

大夫，听我家里人说，我胃癌晚期了，还有得治吗？

2

您别着急，根据您的病情，可以做化疗或联合靶向治疗。有的患者通过这两种治疗获得了手术机会，还有人与癌症共存了一辈子。

3

化疗我知道，很厉害，可您刚才说的什么"靶向治疗"，我还是第一次听说，是新方法吗？

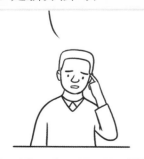

4

相对于化疗来说，靶向治疗可以说是新方法，它能在化疗的基础上，给部分患者带来更大的生存获益。

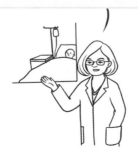

5

这什么意思？我不太明白。

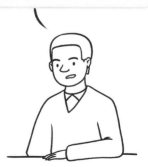

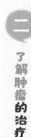

二

了解肿瘤的治疗

6

是这样，肿瘤细胞虽然厉害，但与正常细胞还是存在一些差异分子，我们称这种差异的分子为"靶点"。

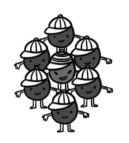

7

这些"靶点"，给了肿瘤细胞强悍的战斗力，肿瘤细胞才可能肆无忌惮，我们就是要打压这些靶点，消灭肿瘤细胞的威风。靶向治疗，就是针对这些靶点研究的武器，也就是在微观的分子水平上，设计有的放矢的肿瘤"导弹"。

8

您这么一说我有点懂了，这就相当于精确制导吧，那这么说，这比化疗厉害啊，好像中医说的"祛邪不伤正"。

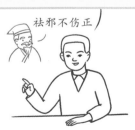

祛邪不伤正

9

这个不好说。首先，两种方法各有利弊，并且经常需要联合。

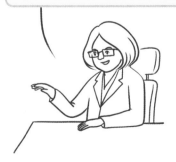

10

从原理上来说，化疗确实在杀死肿瘤细胞的同时，也杀死了部分正常细胞，导致很多患者化疗后会出现恶心、脱发和贫血等不良反应。这叫地毯式轰炸，攻击范围广，影响力大。

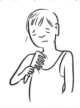

肿瘤那些事儿 专家为你解惑

11

靶向药物可以特异性杀伤肿瘤细胞，对周围正常细胞的伤害较小，但是它的适应群体窄。就好比一把狙击枪，隔着很远的距离打一个靶子，命中率并不是很高。

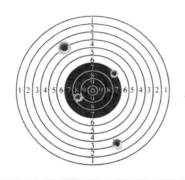

12

胃癌一线的靶向药物，只有赫赛汀一种，只适用于大约 15% 的 HER2 阳性胃癌患者。

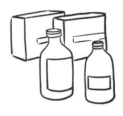

13

需要进行基因检测，如果 HER2 阳性，就可以选择靶向治疗。在临床中，为了更好控制疾病，患者会接受靶向联合化疗的方案，联合治疗 4～6 个周期后，若病情控制良好，就可以接受单独靶向药物维持治疗了。

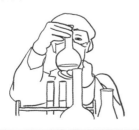

14

这就如同先进行地毯式轰炸，再进行侦查，确定敌方首领老巢，进行精确攻击！

精彩！不过我要多问一句，每个患者接受靶向治疗前都需要做基因检测么？

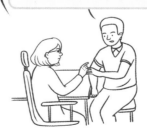

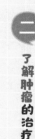

二 了解肿瘤的治疗

15

有些患者需要，有些患者不需要。我们会根据您的具体情况进行判断，是否需要检测，我们会如实告诉您的！

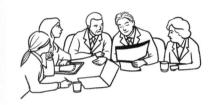

16

沈教授，估计化疗联合靶向治疗这一轮进攻下来，肿瘤细胞就该完蛋了！

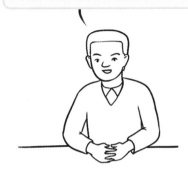

17

也没有这么容易呢。

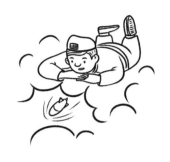

18

肿瘤细胞非常聪明，它会想出其他办法伪装自己逃脱靶向药物的攻击，这个时候，就需要重新对肿瘤组织做基因检测，再次对症下药。

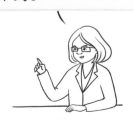

19

在人与肿瘤的战争中，目前是肿瘤略占上风，但相信随着科技进步，总会有办法管住它。

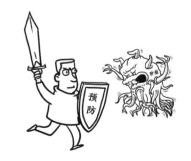

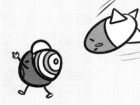

肿瘤那些事儿

专家为你解惑

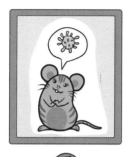

熊猫医学科普

肿瘤患者的替身指导药物选择

1

完了！好几个治疗方案都试过了，可肿瘤还是在变大，我这是不是没救了？

2

先别气馁，咱们还有很多办法可以尝试。

3

可是……药物都伤身体，我本来就得了癌，还要不停地换药治疗，也不知道身体受不受得了。

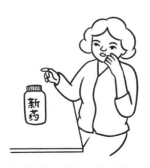

4

您别着急，您可以不用亲自试药，我可以给您弄个小白鼠替身，嗯，就叫它小鼠阿凡达，用它给你试药。

怎么能让小鼠给我试药呢？听起来很有意思。

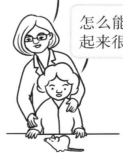

5

是这样，只要取 3～4 块小米粒大小的肿瘤组织，然后把这些肿瘤组织接种到小鼠皮下，小鼠皮下就会长出跟您一样的肿瘤。

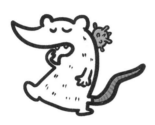

6

我们用几种药物给小鼠治疗，如果小鼠的肿瘤明显缩小，就代表肿瘤对这药敏感，说明您用该药后，非常有可能有效果。

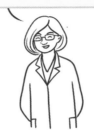

7

等等！沈教授，您这里有个破绽，药物在小鼠身上有效，能说明对我也有效么？

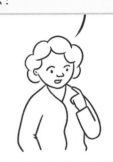

8

是这样，虽然小鼠和人差异较大，但是小鼠体内长成的肿瘤，跟人的肿瘤高度一致，要不怎么叫替身呢？

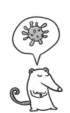
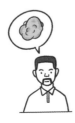

9

至于现在的难点，主要是如何把您的肿瘤种到小鼠阿凡达身上去。目前来说，100个胃癌患者里面大约只有35个患者能成功建立自己的小鼠替身模型。

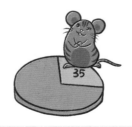

10

哎呀！不低！不低！35%的概率呢，这比中彩票的概率高多了！

11

还有一个难点就是时间。因为有的患者肿瘤只需要 2 周，就能在小鼠体内长成，而有的却需要 160 天。再加上药敏筛选试验所需的时间，总时间就比较长了。可喜的是，随着科技的不断进步，大部分患者肿瘤得到药敏结果的时间均缩短了。

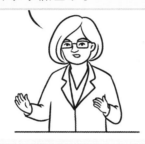

12

明白了，沈教授，我就选择这个小鼠阿凡达当做我的替身了！

我们共同努力！

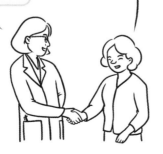

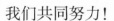

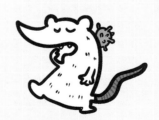

熊猫医学科普

多学科团队为患者保驾护航

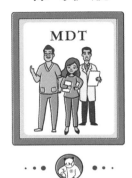

1

您好！挂一个消化肿瘤内科号、一个胃肠肿瘤外科号、一个放疗科号……

等等，您一个人挂这么多号？

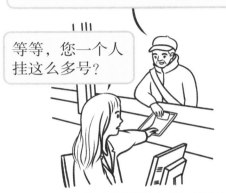

2

我在当地确诊晚期胃癌，有的人告诉我要内科药物治疗，有的人告诉我要赶紧手术，有的人还告诉我做放疗……，我就想每个科室都看一下。

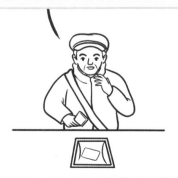

3

我明白了，您不用挂这么多号，挂一个消化肿瘤内科号，门诊看医生就好。如果病情需要，接诊医生会把您的病情提交到多学科团队，拿好挂号条去相应诊室就诊吧。

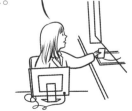

肿瘤那些事儿

专家为你解惑

4

医生，我这个情况看您这个科没错吧，我已经是晚期了，不想再耽误治疗了，您赶紧帮我看看吧。

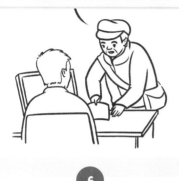

5

看了您目前的这些检查报告，您的病情相对比较复杂，先收您住院，然后我把您的病例提交多学科专家团队，大家讨论后再制定一个治疗方案。

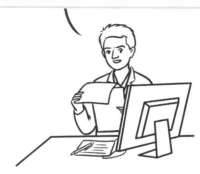

6

啊！病情复杂，那怎么办呢？我还需要挂多学科号吗？

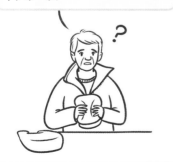

7

您先别着急，不需要您再挂号了，多学科专家团队不是某个具体的科室，是一种肿瘤多学科诊疗模式，我们简称为 MDT（multiple disciplinary team）。

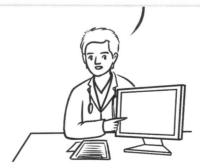

二

了解肿瘤的治疗

8

团队专家来自肿瘤内科、外科、影像科、病理科、放疗科、介入科，必要的时候还有麻醉、护理、心理、康复、药学、营养等学科专家参与。

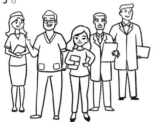

9

您说这么多专家一起讨论您的病情，您还不放心么？

听您一说，虽然不了解具体流程，但这么多专家一起给我看病，我心里踏实了。

10

是的，情况比较复杂的患者，我们都会进行 MDT 讨论，相关的多个科室医生都会围绕患者病情进行讨论，一起决定具体治疗的方案，患者也不用一个科一个科跑了，很方便。

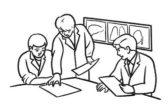

11

的确方便很多，非常谢谢您。看这么多的专家，我得花多少钱啊？

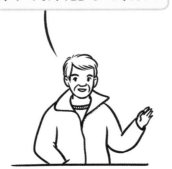

12

我们医院的 MDT 讨论目前是免费的，据我所知，全国目前多数医院的 MDT 讨论也是免费的，少数医院收费，费用也不高。

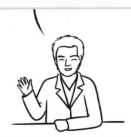

肿瘤那些事儿

专家为你解惑

/3

我还有个顾虑，是因为我的疾病分期晚就需要多个专家一起商量治疗方案么？

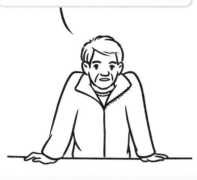

/4

您多虑了，晚期患者很多，大部分晚期的患者是不需要进行 MDT 讨论的，只有在病情复杂情况下方可进行 MDT 讨论。

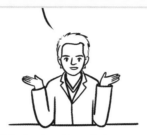

/5

肿瘤是个非常复杂的疾病，就目前情况看，您的病情可能需要两种或多种治疗手段，MDT 讨论有助于选择一个最适合您的治疗方案。

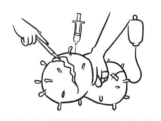

/6

明白了，我先住院，后续治疗就听您们了……

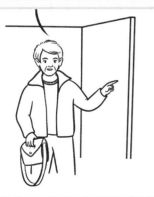

/7

医生，我住院两天了，不接受治疗心里不踏实，我可以接受治疗了吗？

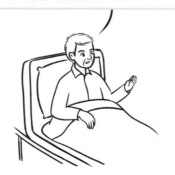

/8

经过 MDT 讨论，我们建议您先在我们内科和放疗科接受治疗，一段时间后就去外科接受手术切除，手术后回来内科继续接受内科治疗。

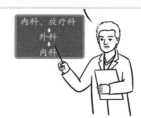

内科、放疗科
外科
内科

二

了解肿瘤的治疗

19

听起来好麻烦，我又要到处跑了，会不会去了别的科室又有什么新变动呢？

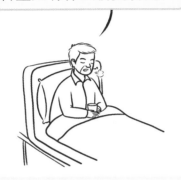

20

放心吧，MDT 讨论的意见和方案都有记录的，到了别的科室都会按照 MDT 讨论制订的方案执行，如果治疗了一段时间，病情有变化，再需要制订新决策时，我们再进行多学科讨论。

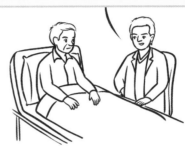

21

另外，也不需要您到处跑，从一个科转到另一个科都会有专人接待，收集治疗方案的执行情况和疾病状态，并且出院后还会有 MDT 成员的随访，评估您的治疗效果。

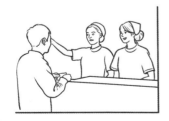

22

MDT 真是太好了，我彻底放心了。

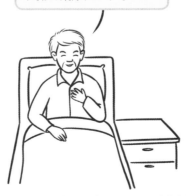

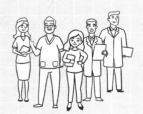

肿瘤那些事儿 专家为你解惑

96

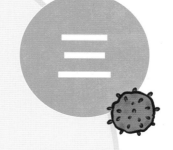

生活
指导

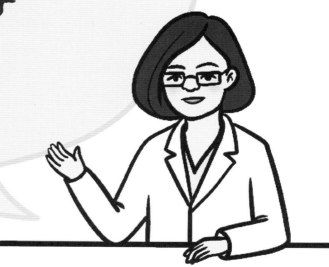

肿瘤导致梗阻性黄疸破解妙招

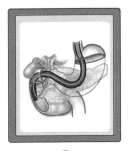

1

大夫，我这也太祸不单行了，本来就肠癌肝转移了，现在又全身发黄，见不得人不说，还耽误我药物治疗，怎么办啊?

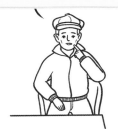

3

我明白了，不管用什么方法我也得治疗啊，痛苦不说，整个人看起来也太恐怖了，我想赶紧接受治疗。

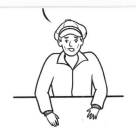

2

别急，我们帮您想办法，您是因为肿瘤压迫胆道导致胆汁流不出或流出不畅，发生梗阻性黄疸了，可能需要做个 PTCD 治疗方可缓解，PTCD 是经皮肝穿刺胆道引流术的简称。

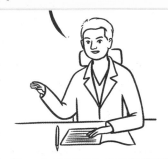

4

您别着急，根据您的情况，我们还需要请介入科会诊，判断一下您是否适合行 PTCD 治疗，缓解胆道梗阻，引流胆汁。

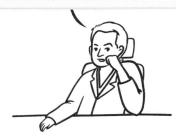

肿瘤那些事儿 专家为你解惑

5

这怎么还要会诊呢，难道这个治疗很复杂么？

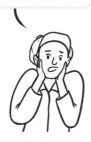

6

PTCD 治疗是目前临床常用的治疗手段，本身并不复杂，虽然是一种微创手术，创伤小，但毕竟也是一种手术方式，需要在专门的科室由专业医生进行操作。

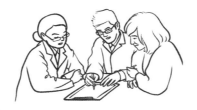

7

根据我的初步判断，您没有禁忌证，应该适合做 PTCD 手术，引流胆汁。不过最终是否适合该手术还需介入科医生根据您的检查结果判断。

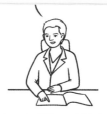

8

明白了，虽然不在您这里做手术，我再多问几句，这个手术大概是个什么流程呢？

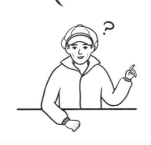

9

患者平躺在手术台上，医生通过超声或胸部 X 线检查观察到扩张的胆管，然后行局部麻醉，穿刺后插入一根很细的导丝，在导丝的引导下在扩张的胆管处放入一根导管。

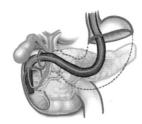

10

如果导管能进入十二指肠，胆汁就可以流进肠道里排出体外，这叫内引流，如果导管不能穿过梗阻部位到达十二指肠，就只能在体外接个引流袋，这叫外引流。

11

我大致给您看几张图片或许您就更明白了。

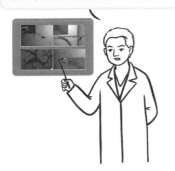

12

您们太专业了，有图片我也看不懂，不过听您说完，我还是放松多了，就等着治疗了。对了大夫，做完 PTCD 治疗后需要注意什么呢？

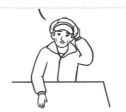

13

PTCD 术后常需卧床 24h，监测生命体征，观察伤口，有无渗血、渗胆汁等，还要观察有无发热、感染。

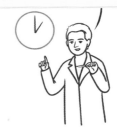

14

如果引流不畅则需要排除导管梗阻的可能性，可以用生理盐水，也可在生理盐水中加入庆大霉素冲洗导管，这些注意事项介入科大夫都会跟您详细说明。

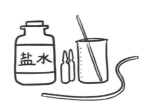

15

等您的胆红素水平下降后就可以化疗了，化疗后梗阻解除了，即可将引流管关闭，关闭 1～2 周后再拔管。

好的，我一定配合治疗。

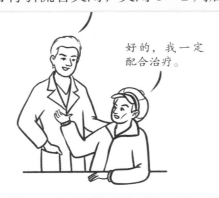

熊猫医学科普

直肠肿瘤部位决定肛门的留存

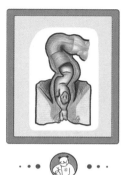

1

您说什么？！您要切我的直肠！而且还保不了肛门！不对啊，我一个朋友就是直肠癌，她怎么就能保住肛门？

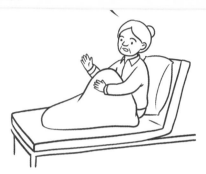

2

大姐，您别着急，直肠肿瘤手术能不能保肛，主要是跟您病变部位有关。

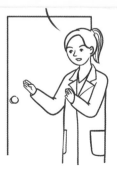

3

以您肛门开口为起点，如果低于 5cm，那就是下位；往上 5cm，那就是中位；再往上 5cm，那就是上位。

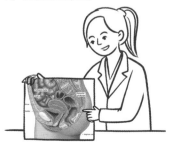

4

我们做这个手术，大概就是把你有病变的那一段肠子切掉，然后再把上下两段肠子接上。

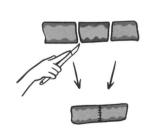

三 生活指导

5 而连着您肛门的那段直肠，就是"残存直肠"，这段直肠的长度就决定着您肛门的功能，如果您这段直肠非常短，您肛门的功能就很差。

6 您就总会有要大便的感觉，而且每天上厕所次数会很多，非常不方便。

7 所以说，传统保肛手术，要求是肿瘤距离肛门要有7cm，这样才能保证您术后的生活质量。

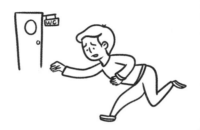

8 原来是这样。可是现在医学不是进步了吗？为啥还用传统手术的标准？

9 大姐，您先别急，我话还没说完呢。现在腹腔镜手术可以把这个距离缩小到5cm。但您的肿瘤距肛门只有3cm！

可是，我听说，有些人可以放化疗之后再做手术，这样就能保住肛门了。

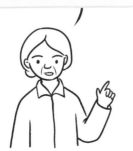

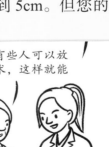

肿瘤那些事儿 专家为你解惑

10

是这样，放化疗联合治疗最好的情况下有 70% 左右的概率让肿瘤缩小，但不是肿瘤缩小就可以保住肛门，如果一味地追求保住肛门而造成肿瘤切不干净，这不就得不偿失了吗？

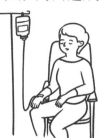

11

好吧，可是如果我没有了肛门，平常生活岂不是很不方便？

确实是这样，由于您之后需要一个造口袋，所以您去公共浴场时可能要遮盖。

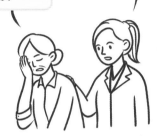

12

而且肛门造口可能还会对性生活有一定影响，但不会对月经有影响。

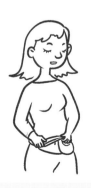

13

明白了，我先跟家人商量一下，再给您答复！

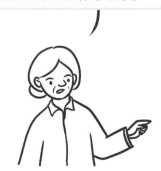

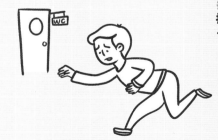

三 生活指导

熊猫医学科普

肠造口患者
日常生活注意事项

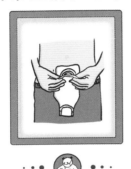

1

护士，我这直肠癌手术做完了，出院后该怎么换这个肠造口袋啊！

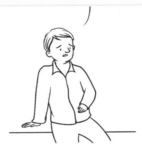

2

您好，最好早上起床的时候换造口袋。更换的时候，一定要轻柔缓慢地撕下造口袋及底盘，千万别快速地用力撕扯。

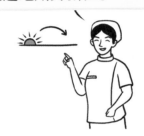

3

然后，用温水沾湿小毛巾，轻轻地擦造口周围皮肤，由里向外，直到擦干净，用尺子测量一下造口的大小，根据大小剪造口袋底盘，剪的范围要比测量的造口大2毫米。

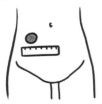

4

在黏贴造口袋前，您需要再次检查造口周围皮肤，确保干燥清洁，然后撕去造口袋底盘的保护纸，边缘涂上防漏膏。

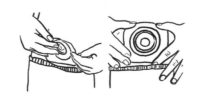

5

之后您鼓起肚子，将造口袋的底盘紧紧地贴在造口周围的皮肤上，用手掌轻轻按压底盘5分钟，用夹子夹住造口袋底下的开口，这样就更换完了。

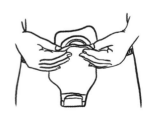

肿瘤那些事儿 专家为你解惑

6

那平常都需要注意些什么问题？比如能吃什么，不能吃什么。

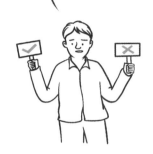

7

吃东西的时候不要太快，要闭嘴慢慢地咀嚼，不要一边吃东西一边说话；不要一次吃得太多。

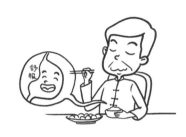

8

不要吃容易产生异味及产气的食物，如萝卜、洋葱、大蒜、豆制品、啤酒、可乐。

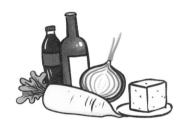

9

也不要吃粗纤维和难消化的食物，如玉米、芹菜、坚果。每天至少喝 2000 毫升的水、汤或果汁，如果天热的时候出汗多，就得喝得更多。

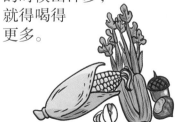

10

那能洗澡吗？还有，带着造口袋，我还能游泳吗？

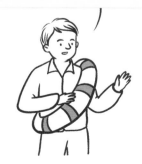

11

可以，但洗澡的时候要淋浴，不要泡浴，戴着造口袋或者摘掉造口袋都可以洗；造口是不怕水的，但不要用力擦洗造口。

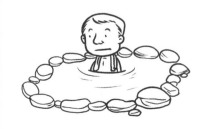

三 生活指导

/2

您也可以游泳，游泳前别吃东西，清空造口袋，或者换上小型的一次性便袋，便袋边缘用防水胶带黏住，这样就可以游泳了。

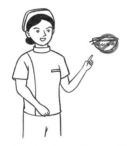

/3

那除了游泳之外，别的运动可以吗?

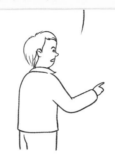

/4

可以运动，术后 1 个月内可以做轻柔的运动，如：散步、打太极等，逐渐增加运动量，3 个月后就可以和原来一样了。但不要提重物、打篮球、举重。

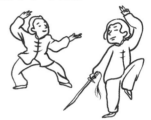

/5

我们这种有"身份"的人，带着造口袋，能去上班吗?

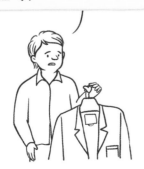

/6

能去上班，戴着造口袋不会影响工作，但不要从事重体力劳动，也不要经常提举重物，因为这些都会增加腹压，从而引起造口疝或造口脱垂。

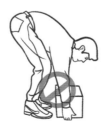

/7

有了这造口袋，还能坐飞机么?

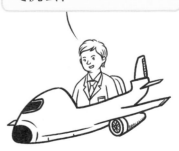

18

当然可以，坐飞机前让医生开一份证明，证明上写上您需要戴造口和其他造口辅助用品及药物；您还得换上带有过滤功能的造口袋，因为在飞机上由于压力的变化，肠道内产气会增多，排气就会增多。

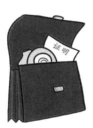

19

可以的。同房前换上新的造口袋，取得配偶的理解。如果性功能出现障碍了，就得寻求医生的帮助。

那问个私密的问题，带着造口还能同房吗？

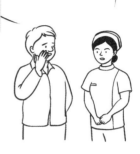

20

看来这造口袋，啥也不影响啊！太好了，多谢您了！

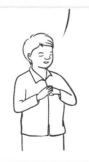

21

等等，我还有一些注意事项要告诉您！

您请说！

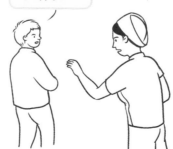

三

生活指导

107

1. 如果造口袋周围皮肤发红、瘙痒，这可能是对底盘过敏，您应该换一种造口袋。更换造口袋的时候，在皮肤发红的地方涂上皮肤保护剂，如果痒得厉害，可以局部涂上紫草油或者甘油。

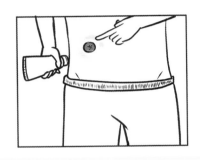

23

2. 如果造口周围有少量出血，可以用棉球或纱布轻轻按压止血就行了，如果出血量大，经过按压也止不住，就得及时来看医生。

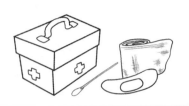

3. 如果发现您的造口黏膜稍微有一点儿肿，不用处理，如果肿得严重，比如黏膜肿胀、紧绷、发亮，您在家可用白糖湿敷，每日3～4次，每次10～15分钟。

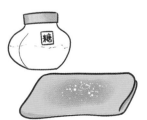

4. 如果您发现您的造口越来越小，大便不易排出，您可以每天扩张造口1次，我们叫扩肛。扩肛的方法是戴着手套蘸上油，从小拇指开始轻轻进入造口，停留3～5分钟，然后拔出来，再把无名指伸进造口，继续停留3～5分钟，依此类推，直到进入到食指的第二关节为止。如果小拇指都伸不进去，就得及时来医院了。

肿瘤那些事儿 专家为你解惑

5. 最后说一句，造口袋有两种，一种是一件式的，一种是两件式的。一件式的造口袋底盘和袋子是一体的，比较简单，方便使用，适用于手脚不灵便的人及老年人，但需要 2～3 天更换一次。

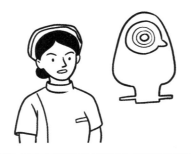

27

两件式的造口袋，袋子和底盘是分开的，袋子脏了可以随时换，底盘可以 4～5 天换一次。

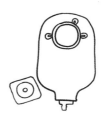

这下明白了，谢谢您。

别客气，有问题随时沟通。

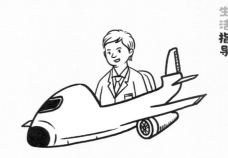

三 生活指导

PICC置管患者
日常生活面面观

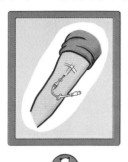

1

得了肿瘤就够难受了，现在胳膊上还被插着管子，连穿衣服都不方便了！

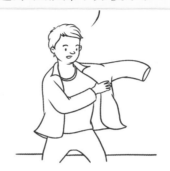

3

那我胳膊上有了这么个管子，还能不能做家务啊？

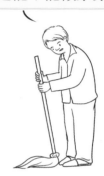

2

您别慌！我教您一个带管穿衣服的秘诀：穿衣服的时候，先穿有管的一侧，脱衣服的时候，先脱没管的一侧，而且袖口不能太紧，否则容易卡住，脱不下来了！

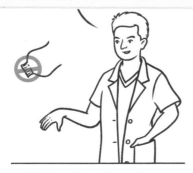

4

当然可以，做饭、扫地、洗衣服、拖地都行！只要记住一个原则，别用有管的胳膊提超过3公斤的重物！

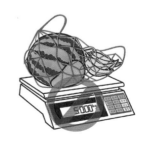

肿瘤那些事儿 专家为你解惑

5

那有了这个管子，还能不能洗澡了？

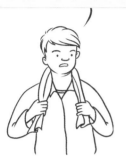

6

可以淋浴，但不能泡浴。淋浴的时候，要用一个干的小毛巾包在管子外面的贴膜上，再用保鲜膜包住毛巾。保鲜膜的范围要超过毛巾 5cm，边缘用胶布固定，洗澡时可以把置管的胳膊抬高，以免淋湿。

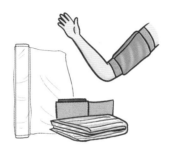

7

如果一不小心进水了呢？

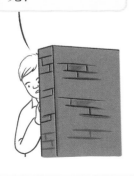

8

如果水真的进到贴膜里了，您需要马上到医院换敷料。

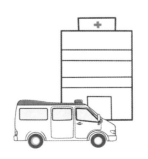

9

我这人比较好动，以前是乒乓球高手，江湖人称"上台就拉"，我以后还能打球么？

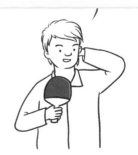

三

生活指导

10

乒乓球、足球、篮球、羽毛球、网球、哑铃等剧烈活动，或者力量型活动都不建议您参加。

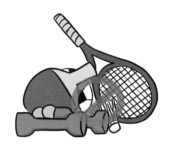

11

您以后适合的运动应该是散步、慢跑、打太极等柔和运动。

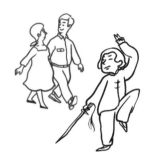

12

您别着急，化疗疗程结束了，您就可以拔管了，这管子最多可以留 12 个月。

我的天！啥也干不了！那你说我这破管子还得带多久？

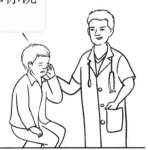

13

我一天也不想留！那我插完了管子，还需要注意什么呢？

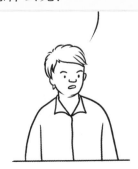

14

您插完管子 24 小时内，不要弯胳膊、抡胳膊或者过度活动。

您需要做握拳 3 秒、松拳 3 秒的动作，每天三次，每次十分钟。

15

24 小时以后，您可以用热水袋隔着干毛巾，沿着血管走向热敷，即从贴膜上方 1 厘米到肩膀，以不烫伤为宜；平日观察穿刺点，如果出现不舒服，如疼痛、肿胀，要与医生、护士联系。

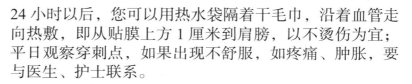

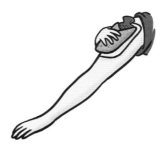

16

还得按时换药。置管后第 2 天，就要更换贴膜，以后 7 天换一次，如果黏贴不牢固，或者出血，就要及时更换。

明白了，还有什么注意事项吗？

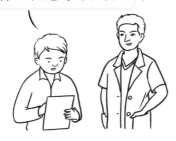

17

换药时要同时冲管，同时更换接头。出院时换药，需要挂"静脉通路中心"的号，然后到"静脉通路中心"进行换药。

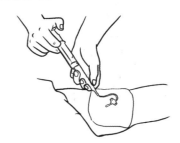

三 生活指导

18

平常我应该怎么照看管子呢？比如说，出一些事情了，我该咋办？

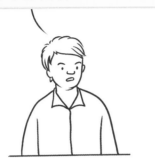

19

1. 置管的 7～10 天后，会沿着血管走向皮肤发红、疼痛、轻度肿胀。不要惊慌，可以局部热敷，或用药膏外敷，5～7 日后可好转。
2. 每天注意观察穿刺部位有无渗血、渗液或化脓，如果有，要及时就医。

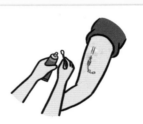

20

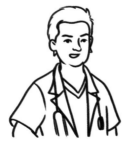

3. 如果导管固定不当，或您不慎牵拉导管可能会造成导管脱出，必须及时就医。
4. 如果贴膜周围皮肤出现发红、皮疹、水泡、甚至破溃、渗液、又痒又痛，也要及时就医。
5. 如果导管不慎断裂，一定要马上将露在外面的导管反折，迅速到医院处理！

21

懂了，谢谢医生！

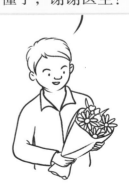

熊猫医学科普

改善肿瘤患者食欲不佳的秘诀

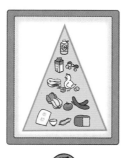

1

敢问这位大侠，您是在修仙吗？

2

非也，我是没有食欲啊！大夫，我感觉这也挺好，我听人说，不吃饭的话，能把肿瘤饿死！所以我正练习这门功法！

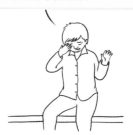

3

哦，您就不怕没饿死肿瘤，先饿坏了自己吗？人是铁，饭是钢，不吃绝对不行。对于肿瘤患者来说，不仅要吃得饱还要吃得好，吃饱了才有力气和肿瘤斗争啊！

4

这道理我也懂，但是我看到饭菜提不起精神，实在没有食欲！

别着急，我传授给您"天时地利人和"秘诀，包您吃嘛嘛香！

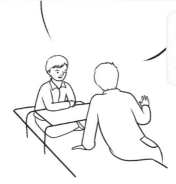

三 生活指导

5

您这秘诀名字这么长，想必威力一定不小，请讲吧！

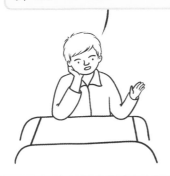

6

所谓天时，就是一天里趁着自己有食欲的时候多吃；如果没有食欲，要把三餐分为5~6餐，即少食多餐。

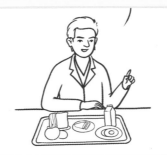

7

所谓地利，就是吃饭的时候要找到能让自己心情愉悦的地方吃，哪儿吃高兴，就在哪儿吃。

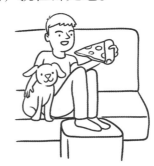

8

所谓人和，就是一定要和自己喜欢的，在一起相处开心的人一起进食。总而言之，就是怎样吃让自己心情愉悦就怎样吃！

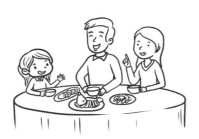

9

我懂了大夫，吃饭是件快乐的事情，必须要愉快地吃！可是我应该吃些什么呢？有些人说大鱼大肉虽然补，但都是"发物"，不能吃？

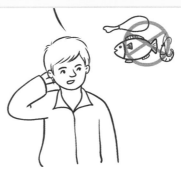

肿瘤那些事儿 专家为你解惑

总的来说，肿瘤患者的饮食要注意四点：增加蛋白质的摄入量、多吃新鲜蔬菜水果、荤素搭配合理（1：4左右）、粗细（精米面与杂粮）搭配均匀。注意，增加蛋白质摄入量并不意味着顿顿大鱼大肉，要多吃五颜六色的蔬菜、瓜果；也不能因怕大鱼大肉是发物而不吃。

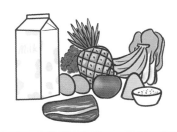

11

可是大夫，我有的时候就是提不起精神吃饭，这该怎么办呢？

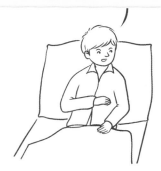

如果真是看到食物就没精神，您可以用点药物，能刺激食欲，维持体重。

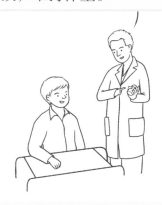

饭前吃药就可以！不过饭要一口口吃，一次不要吃过饱，会影响下一餐的食欲。

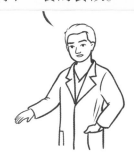

三 生活指导

14

如果真的不能吃饭的话，还有很多口服的肠内营养剂，但是粗比细好，只要能自己吃，就尽量不要用加工精细的营养剂，这样才能维持消化道的功能。

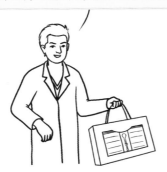

15

那太好了，我先按照您的秘诀吃，吃饱吃好了才能和肿瘤斗争。谢谢您哦！

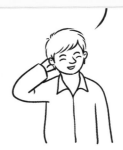

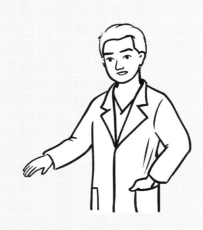

熊猫医学科普

肿瘤患者癌痛的止痛药选择

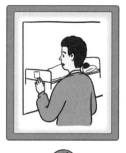

1

沈教授，这几天可给我愁坏了。我爸这几天晚上疼的睡不着觉，医生给他开了奥施康定的药止疼，但还是不行啊！他会越来越疼吗？

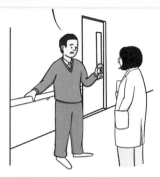

2

当然不会，随着治疗，他肿瘤会越来越小，疼痛也会逐渐缓解。就算肿瘤不变小，我们也有办法缓解他的疼痛。

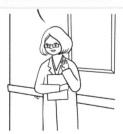

3

您可以让您父亲他老人家自己评一下疼痛等级，也方便我们用药。

啊，这事儿不是您们大夫干的么，为啥还需要我们评？

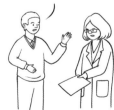

4

因为疼痛是一种主观感受，每个人对疼痛的感觉是不一样的，好比"鞋舒不舒服，只有脚知道"这个道理。疼痛也一样，患者的感受，才是最准确的。

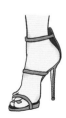

三

生活指导

119

5

嘿！您说的这有道理，那您说，我老爸该怎么评呢？

6

看这把尺子，上面有 0 ～ 10 十个数字。"0" 表示一点都不疼，随着数字增加疼痛强度随之增加。

7

1 ～ 3 是轻度疼痛，不影响饮食睡眠等日常生活；4 ～ 6 相当于中度疼痛，稍微影响了他的日常活动，比如半夜能疼醒，但是过一会儿又能睡着了。

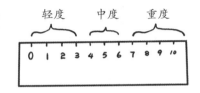

8

7 ～ 9 是重度疼痛，就是疼得严重影响了他的日常生活，比如睡不着、吃不下饭等；"10"，就表示难以忍受的剧痛。

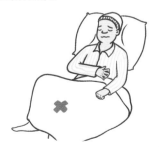

9

OK，这太简单了，我回去教他一下，他估计一学就会！不过沈教授，我听说好多止痛药里面都有鸦片，会不会跟抽大烟或者吸毒一样，上瘾啊！

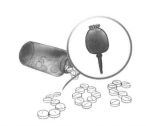

10

一般不会的，虽然哌替啶、吗啡这些药能止痛，也可能成瘾，但是医用和吸毒的用途不一样。

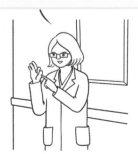

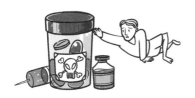

11

吸毒，是为了"爽"，不吃不行，但是用于止痛的时候，就没有"爽"了。而且，规范化治疗的前提下，成瘾率非常低，大概一万个患者里面，只有四个吧。

12

可是，就算不成瘾，估计也是吃上就停不下来吧！

不会的，如果疼痛缓解了，需要停药了，医生会指导患者逐渐减量，每天减到前一天的一半，最后就不用服用了。

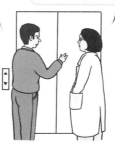

13

尽量别自己停药，否则会出现焦虑、易怒、寒战、出汗、流鼻涕、恶心、呕吐等症状。

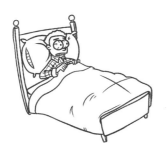

14

可是，如果吃了止痛药，效果还不好，是不是就得加量了？那最后会不会耐药啊？

您问得很好。确实，长期服用会出现耐药情况，这时候就需要增加药量，才能达到更好的止痛效果。

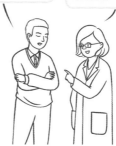

三 生活指导

15

但是，吗啡是安全的，剂量可以无限增加，直到疼痛控制满意为止。

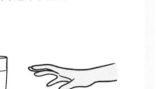

16

等等！很多科普都说，药物都会有不良反应，您这个什么阿片，肯定会有啊，否则为啥抽大烟的身体都不好？

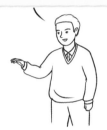

17

刚开始吃药的时候，有三分之一的人会有恶心呕吐；而且还有一些病人会犯困、瞌睡；有的人还会头晕；但这些问题通常都会在 7 ~ 10 天缓解。唯有大便干燥，会一直伴随着吃止痛药存在着，而且是最常见的不良反应。

18

所以患者平时要注意多饮水、多吃富含纤维素的食物。比如芹菜、莴笋、香蕉等，还需要适当活动。出现大便干燥后，一定要规律地服用通便药来治疗便秘。

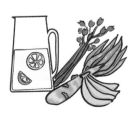

19

沈教授，止痛药既然就是止个疼，只在疼的时候吃不就行了，我这个药为啥还要每天都吃呢？

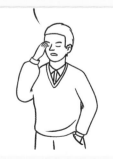

20

疼了再吃看似有道理，实际上是绝对不行的！您这个药是长效制剂，首先，这个药起效慢，疼的时候吃药不能马上起作用。

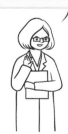

21

其次，药物作用时间有限，药效可以维持 12 小时，只有按时吃药，才能保证持续的止痛效果。

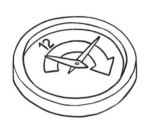

22

而且，没有规律吃药，患者的疼痛就会反复发生，长此以往就会在他的大脑内形成不好的疼痛记忆，会使以后的治疗和疼痛控制更加困难。

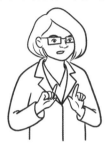

23

还挺麻烦！不过您也别嫌我麻烦，我怕我爸吃不下去整片药，能不能掰开或者研碎了吃？

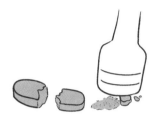

24

这是不行的。因为这个药看着是一个小药片，其实里面是一个个小格子，小格子里面有药，吃进去后，才能维持 12 小时药效。而你研碎了，把小格子打碎了，药效就一下子全释放出来了，就不能维持 12 小时了。

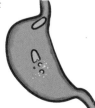

25

噢，这药还挺先进！不过沈教授，出院后还能开到这个药吗？不是说什么止痛药都得公安局同意才能开吗？

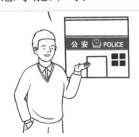

26

没那么麻烦。这种阿片类止痛药，第一次开药的时候，需要挂疼痛科门诊，经过医生审核后，才能建立病历办理麻卡开药。

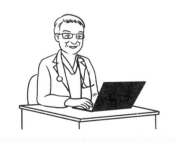

生活指导

123

27

医生审核时需要二级以上医院开的诊断证明，以及您的身份证、户口本或其他有效证明，比如军官证。如果您帮着您父亲办理，那就也需要您的身份证明文件，之后就可以开药了。第二次以后拿着麻卡直接去门诊开药就可以了。

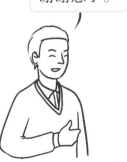

28

还有，如果出院之后，出现下述情况，应该马上到门诊看病：①疼痛更重了，或者别的地方也疼了，或者疼的时间更长了；②药不能再减轻疼痛了；③没到下次服药的时候，又疼了；④服药后恶心呕吐，影响吃饭；⑤肢体麻木或者没劲，不能走路；⑥排尿费力；⑦白天总睡觉，或者叫不醒；⑧出现幻觉等。

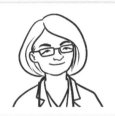

29

沈教授，您太细心了，谢谢您了。

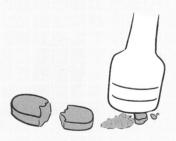

死亡教育是癌症临终
关怀的重要一课

1

医生，我们砸锅卖铁也要给我妈治疗，多花钱没关系，只要还有得治疗就好，求求您了。

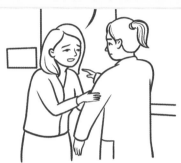

2

您的心情我能理解，这不是求不求我的问题。您妈妈的治疗过程您也都熟悉，能用的办法我们都用了，能尝试的临床试验也都尝试了，我们也很遗憾面对肿瘤却无能为力。

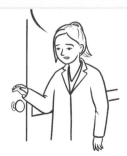

3

我妈一辈子不容易，照顾我读书、工作、结婚、生子，现在刚能享几天福，就被判了死刑，我不甘心就这么让她等死呢。

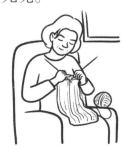

三 生活指导

明白，即便我们医生自己，面对生病的亲人，也经常因无能为力而叹息。既然咱改变不了这个现状，就学着接受，死亡是每一个人的必然归程，我们要坦然面对。

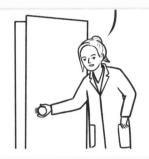

5

您是家里的主心骨，回去跟家人好好商量，一起乐观开朗地陪伴患者走完最后一程，我们能做的就是尽量减少患者的痛苦。

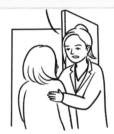

医生，据您们的经验，我妈这种情况还能活多久呢？我妈这段时间是最好在医院度过还是回家呢？

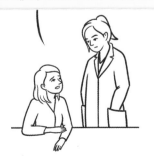

不同患者情况不太一样，据我们临床观察，像您妈妈这个情况，全身肿瘤负荷很重，而且身体也比较弱，估计也就这一两个月时间了，您们家人也做好心理准备，病人有可能病情加重随时离开。

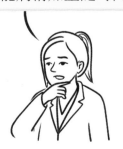

肿瘤那些事儿 专家为你解惑

8

至于住哪里也看患者和家属的意愿，这个时候不妨征求您妈妈的意见，很多中老年患者愿意住家里，跟家人住一起，有什么想去的地方、想做的事情就去实现，天天看着家人心情也舒畅。

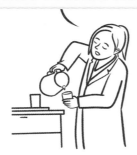

9

当然也有的家属怕家里没有医疗条件，出现突发情况会手忙脚乱，您们也可以选择那些具有临终关怀病房的医院，让患者没有痛苦地离开。

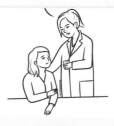

10

噢，第一次听说还有临终关怀病房，其实我知道生老病死是人生常态，只是对死亡有莫名的恐惧，只想逃避，不愿意接受。

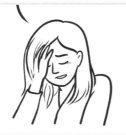

11

这也是我们大部分人的心态，因为我们从小到大的教育里，"死亡教育"这一课是缺席的，其实您想想，死亡是我们每个人出生后就要面临的过程，只是每个人的时间不同而已。

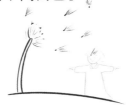

12

其实我都能理解，只是面临亲人的离开有很多很多的不舍。

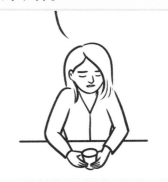

三

生活指导

127

13

是的，就是众多的不舍我们才不愿意面对死亡，与其每天在不舍和焦虑中度过，不如我们好好珍惜当前的每一天，开心地跟患者度过剩下的时光，或许死亡真的来临时，我们就会没有遗憾地坦然接受。

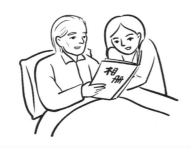

14

听您一番开导，我觉得我现在就轻松很多了，我读了这么多年书，还不如我妈想得开，非常谢谢您医生，我赶紧回去安排众多事情了。

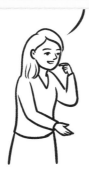

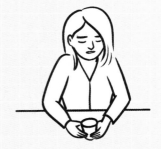

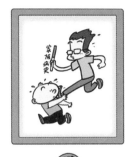

熊猫医学科普

有肿瘤家族史不代表肿瘤遗传

1
心情放宽点，您父亲的肿瘤偏早期，都做完手术了，化疗几个疗程就可以出院了！

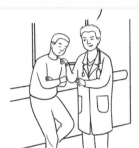

2
医生，您误会了！我不是因为我爸的肿瘤发愁，而是我爷爷和姥爷都是因为肿瘤去世的！我担心，我会不会因为遗传得肿瘤呢？

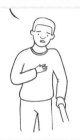

3
原来是因为这个啊！实话说，绝大多数的肿瘤是非遗传性的，遗传性肿瘤仅占全部肿瘤的 10% 左右。比如遗传性大肠癌、乳腺癌 - 卵巢癌综合征等。

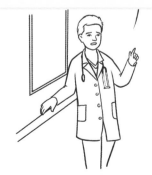

三 生活指导

4

大夫，您这样说，我更害怕了，我爸爸得的就是大肠癌啊！

别着急！这些肿瘤都有家族聚集性，也就是说，一个家族中有多人患病，您的父亲是大肠癌，那您爷爷是什么肿瘤呢？

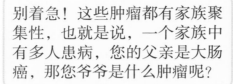

5

我爷爷是肺癌，医生，照您这么说，是不是意味着，爷爷和姥爷的肿瘤基因没有遗传给我，我就不会得肿瘤了？

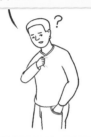

6

当然不是！有肿瘤家族史的人患病的可能性，确实要比普通人大。

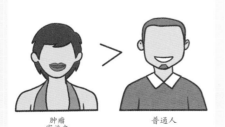

肿瘤
家族史　　普通人

7

比如说，别人呼吸雾霾，啥事没有，对于易感患者来讲，可能就会增加患癌风险了。您可以这么理解：您虽然不会必然得癌，但患肿瘤的可能性要比别人大一点。

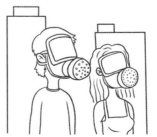

肿瘤那些事儿 专家为你解惑

8

完了，我这心又给悬起来了！我现在该怎么办？

您别乱想了，我给您几个建议。首先，您可以通过寻求专业基因检测公司进行筛查，看看自己是否携带肿瘤相关的特定基因突变。

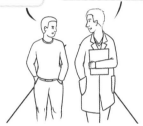

9

打个比方说，有一种遗传性的肿瘤，这个肿瘤就是由某个基因上某位点突变造成的，你就可以检测一下，是否这个基因突变了。

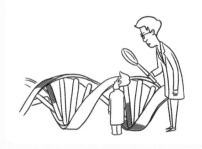

10

其次，在专业医生的指导下，定期检查。

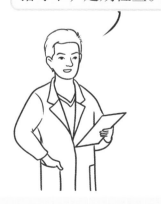

11

最后，要有良好的生活方式。即作息规律，饮食合理，少吃熏、腌食物，不食霉变腐坏食物，戒烟、少饮酒等。

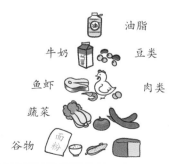

油脂
牛奶　豆类
鱼虾　肉类
蔬菜
谷物

12

少接触致癌环境，如装修不久的新房、射线等。

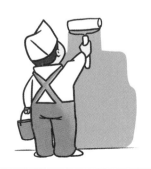

小病积极治，比如慢性胃炎、胃溃疡等。

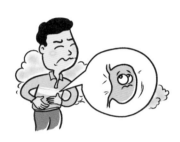

多运动，保持良好心态等。

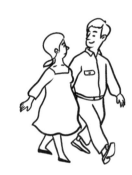

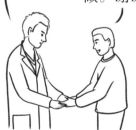

据统计，非遗传性肿瘤的患病，环境因素占到 90% 以上，只要您积极预防，发生肿瘤的风险会大大降低。

好的医生，您这么说我就放心了，我一定按照您说的做。谢谢！

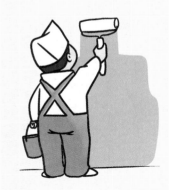

熊猫医学科普

肿瘤患者携带基因突变的两面性

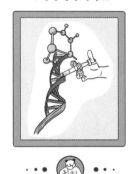

1

天下万物，
有阴即有阳。
祸兮福所倚，
福兮祸所伏！

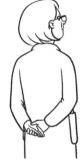

2

不是我变成了哲学家，而是感觉，有些事情冥冥中竟有天意！就拿基因突变来说，提到基因突变，很多人都想到这一个情形：

我了个天，
基因突变，
不会得癌吧！

3

当然，还有一些脑洞大开的人。

基因突变了，我的手不会变成猪蹄吧！

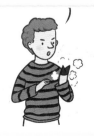

4

对医生来说，有些基因突变，会让靶向药物失去作用。

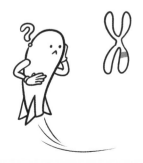

5

靶向药物如同导弹，比如说，你让它打狗，它不会撵鸡；你让它吃饭，它不敢穿衣。

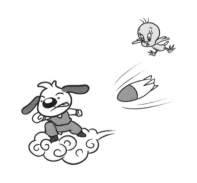

三 生活指导

但是如果肿瘤部分基因突变了，狗变成了鸡，药就懵了。

我是谁，我在哪里，我要干什么？

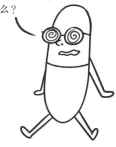

7

可是，有些时候，基因突变反而会带来好处；如果一个肿瘤原本对某靶向药物不敏感。

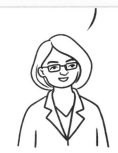

但是它忽然有一天闲得没事干，突变了。

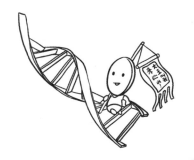

9

结果就正好撞枪口上了！靶向药一进去，肿瘤立马老实了。

我就说了，没事别浪，瞎突变干啥？

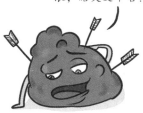

所以，基因突变到底是福是祸，需要具体情况具体分析。

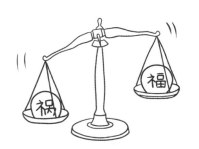

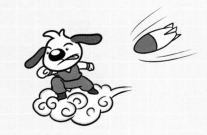

肿瘤那些事儿
专家为你解惑

熊猫医学科普

肿瘤患者样本承载着科技强国梦

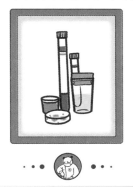

1

您好，您的样本对我们进行科学研究非常有帮助，如果您同意提供您的样本，就在这个知情同意书中签个字吧。

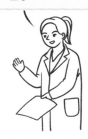

2

我的样本做研究是表明我成试验品了吗？

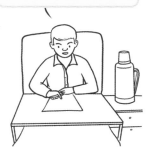

3

您误会了！很多医院留取患者的样本是常规诊疗项目（譬如血常规、血生化等），不需要签这个知情同意书。目前肿瘤诊疗局限性很大，是块"硬骨头"还有很多未知领域，我们经常出现面对一个肿瘤患者却无能为力的情况。

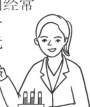

4

这就需要我们继续进行科学研究，就像我们小时候梦想成为的科学家一样，一点点把这些"硬骨头"啃掉。

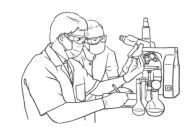

5

噢，我理解了，但是，留取这些样本，会对我们身体造成什么伤害吗？

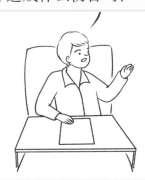

当然不会，样本的种类有很多，有手术或活检的肿瘤组织，也有血液、胸水、腹水、尿液、粪便等。样本的需求量也不是很大，就算小米粒大小都有用，我们留的也不多，一般都是常规诊疗剩余的。

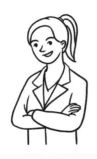

其实这些样本我们都会保存在适当的环境下，大部分都是冷藏起来，等到需要开展研究的时候用。

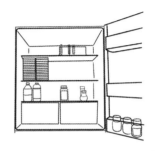

听您这么说，我就放心了，那这些样本您主要用来做什么呢？

当然，也有可能需要您反复留样本，但是，这都不会对您造成额外影响。

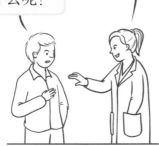

样本可用之处很多，比如可以探索某些疾病发生发展的原因。

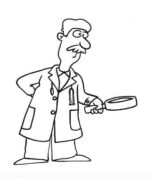

10

还可以探索为什么同一个药物，有的患者有效，有的患者没效；为什么同一个药物起初治疗很有效，后期却耐药了。

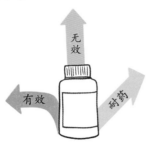

11

为什么手术把肿瘤切了，还会复发；而且，现在还有很多新技术，比如说液体活检、基因测序等，可这些技术没有样本，就等于没有了用武之地。

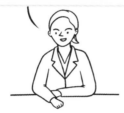

12

听着真神奇！听您这么一说，感觉人浑身上下都是宝贝啊！不过我多问一句，您们得需要多少样本啊？

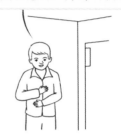

13

很多很多，因为全世界没有两个一模一样的人。每一个样本都是一个真实的载体，既包含个体自身的信息，也能反映群体的大量信息。很多的科技创新成果均是在这些样本中实现的。

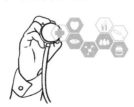

14

明白了！听您说完，我都心潮澎湃，我恨不得您把我全身都拿去研究，只要能造福百姓、造福国家就行！

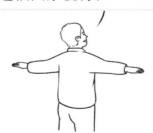

15

非常感谢您的理解和支持。这样，您先签个字，咱得依法做科研，依法留样本！

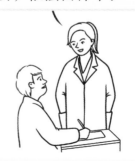

三 生活指导

图书在版编目（CIP）数据

肿瘤那些事儿：专家为你解惑 / 沈琳主编 . —北
京：人民卫生出版社，2019
ISBN 978-7-117-28658-9

Ⅰ.①肿…　Ⅱ.①沈…　Ⅲ.①肿瘤—诊疗—普及读物

Ⅳ.①R73-49

中国版本图书馆 CIP 数据核字（2019）第 126495 号

人卫智网　www.ipmph.com　医学教育、学术、考试、健康，购书智慧智能综合服务平台

人卫官网　www.pmph.com　人卫官方资讯发布平台

肿瘤那些事儿：专家为你解惑

策划编辑　　周　宁
主　　编　　沈　琳
出版发行　　人民卫生出版社（中继线 010-59780011）
地　　址　　北京市朝阳区潘家园南里 19 号
邮　　编　　100021
E － mail　　pmph @ pmph.com
购书热线　　010-59787592　010-59787584　010-65264830

印　　刷　　北京盛通印刷股份有限公司
经　　销　　新华书店
开　　本　　889×1194　1/24　印张：6
字　　数　　161 千字
版　　次　　2019 年 7 月第 1 版　　2021 年 4 月第 1 版第 6 次印刷
标准书号　　ISBN 978-7-117-28658-9
定　　价　　39.00 元

打击盗版举报电话:010-59787491　　E-mail:WQ @ pmph.com
（凡属印装质量问题请与本社市场营销中心联系退换）

52检